新型职业农民培育系列教材

U0345544

中药材栽培与加工技术

◎ 徐文华　熊尚文　游力刚　主编

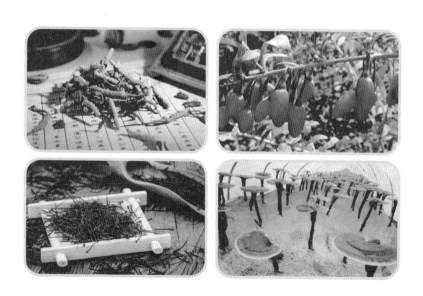

中国农业科学技术出版社

图书在版编目（CIP）数据

中药材栽培与加工技术／徐文华，熊尚文，游力刚主编．—北京：中国农业科学技术出版社，2017.3

ISBN 978 – 7 – 5116 – 2994 – 4

Ⅰ.①中… Ⅱ.①徐…②熊…③游… Ⅲ.①药用植物 – 栽培技术②中药加工 Ⅳ.①S567②R282.4

中国版本图书馆 CIP 数据核字（2017）第 044958 号

责任编辑	白姗姗
责任校对	贾海霞

出 版 者	中国农业科学技术出版社
	北京市中关村南大街 12 号　邮编：100081
电　　话	（010）82106638（编辑室）　　（010）82109704（发行部）
	（010）82109709（读者服务部）
传　　真	（010）82106650
网　　址	http://www.CASTP.cn
经 销 者	各地新华书店
印 刷 者	北京富泰印刷有限责任公司
开　　本	850mm ×1 168mm　1/32
印　　张	6.875
字　　数	178 千字
版　　次	2017 年 3 月第 1 版　2017 年 3 月第 1 次印刷
定　　价	29.80 元

《中药材栽培与加工技术》

编 委 会

前　言

　　中医药学是中华民族灿烂文化的重要组成部分。它产生于远古，带有深深的历史印迹，是中华民族传统文化所熏育出来的医疗科学，骨子里渗透着浓浓的中华民族文化的精神。几千年来，中医中药以显著的疗效、浓郁的民族特色、独特的诊疗方法、系统的理论体系而屹立于世界医学之林，成为人类医学宝库的共同财富，历数千年而不衰，显示了自身强大的生命力。

　　本书论述了中药材的栽培特点，系统、通俗地介绍了各种中药材的育苗、田间管理、病虫害防治技术及采收与产地加工技术，包括中药材栽培概述、根类及根茎类、全草类及叶类、果实与种子类、花类、皮类、菌类和蕨类及中药材的采收、加工与贮运等内容。

　　本书围绕大力培育新型职业农民，以满足职业农民朋友生产中的需求。重点介绍了中药材种植方面的成熟技术以及新型职业农民必备的基础知识。书中语言通俗易懂，技术深入浅出，实用性强，适合广大新型职业农民、基层农技人员学习参考。

编　者

2017 年 2 月

目　　录

第一章　中药材栽培概述

第一节　中药资源

　　中药资源包括植物药资源、动物药资源和矿物药资源，又分为天然中药资源和人工栽培的药用植物或饲养的动物资源。我国幅员辽阔，地跨寒、温、热三带，地形错综复杂，气候条件多种多样，蕴藏着极为丰富的天然中药资源。许多药材由于天时、地利的生长条件和多年来劳动人民的精心培植，优质而高产，故有"道地药材"之称。四川的黄连、附子，云南的三七，甘肃的当归、大黄，宁夏的枸杞子，内蒙古自治区（以下简称内蒙古）的黄芪，吉林的人参，山西的党参，河南的地黄、牛膝，山东的北沙参、金银花，江苏的薄荷，安徽的丹皮，浙江的玄参、浙贝母，福建的泽泻，广西壮族自治区（以下简称广西）的蛤蚧，辽宁的细辛、五味子等，都是历史悠久、闻名全国的常用道地中药，有些在国际上亦享有盛名。

　　中药资源绝大部分是天然资源。对中药资源的保护与开发是中药产业可持续发展的必备条件，也是中药鉴定学的长期任务。

　　我们要通过对中药资源蕴藏量的评估，制定实用的珍稀濒危药用植物和动物的保护计划，研究中药资源与生态平衡的关系，建立中药自然保护区，做到计划采收及合理利用，保护中药的资源；积极开展对野生品种变家种、家养的研究，大力发展中药的栽培和养殖产业，同时加速研究并制定栽培和养殖中药的规范化生产标准，解决中药资源不足的问题；建立中药优良品种的种子库和基因库，寻找优质、高产和易于生产的品种，从源头解决中药产业可持续发展的问题；在中药学、生物学、化学和药理学等基本理论的指导下，根据药用植物（或动物）的亲缘关系和生物活性成分的生源关系，研制中药的新品种或原料药，开发和扩大中药的资源。加强对中药资源的保护，必须树立可持续发展的战略思想。

为保护珍稀濒危野生动物并合理利用野生动物资源，国家已经制定了相应的法规和政策，如《中华人民共和国野生动物保护法》《中华人民共和国森林法》《中华人民共和国渔业法》《野生药材资源保护管理条例》等。与中药有关的各个部门和环节，必须加强法制观念，认真执行有关政策和条例，逐步建立和完善药用植物、动物自然保护区。目前，全国与中药资源有关的自然保护区已达近千个，仅黑龙江、广西两省（自治区）就建立了500余个自然保护区。《野生药材资源保护管理条例》颁布后，几乎各省、自治区都拟定了实施细则，如新疆维吾尔自治区（以下简称新疆）发布了保护麻黄、甘草的条例；内蒙古、宁夏回族自治区（以下简称宁夏）发布了保护甘草的细则；广西发布了保护龙血树的规定。另外，建立珍稀濒危药用植物园和动物园，对部分药用植物进行引种驯化，迁地保护，变野生为人工栽培，也是十分有效的措施。

第二节　中药材的分类

在我国丰富的中药资源中，植物药占了绝大多数，因此，中药也称"中药材"。中药材的种类繁多，其中既有大量的草本植物，又有众多的木本植物、藤本植物、蕨类植物和低等植物菌藻类，而且种植方式和利用部位各不相同。中药材的分类方法可依照植物科属、生态习性、自然分布分类，也可按照种植方式、利用部位或不同的性能功效来分类。了解中药材的分类，将有利于掌握其生长发育特性，以便更好地进行科学管理。目前，各地的药用植物园，一般按照药用部位或性能功效的不同进行分类。

一、按药用部位分类

药用植物的营养器官（根、茎、叶）、生殖器官（花、果、种子）及全株均可加工供药用，按其入药部位的不同，可分为下列几类。

（一）根及地下茎类

其药用部位为地下的根茎、鳞茎、球茎、块茎和块根，如人参、百合、贝母、山药、延胡索、射干、半夏等。

（二）全草类

其药用部位为植物的茎叶或全株，如薄荷、绞股蓝、肾茶、甜叶菊等。

（三）花类

其药用部位为植物的花、花蕾、花柱，如菊花、红花、金银花、西红花、辛夷等。

（四）果实及种子类

其药用部位为植物成熟或未成熟的果皮、果肉、果核，如栝楼、山茱萸、木瓜、枸杞子、白扁豆、酸枣仁等。

（五）皮类

其药用部位为植物的根皮、树皮，如丹皮、地骨皮、杜仲、厚朴、黄柏等。

（六）真菌类

药用真菌有茯苓、猪苓、灵芝、猴头、冬虫夏草等。

二、按中药性能功效分类

中药含有多种复杂的有机、无机化学成分，这决定了每种中药可具有一种或多种性能和功效，按其不同的性能功效可分为以下几类。

（一）解表药类

能疏解肌表、促使发汗，用以发散表邪、解除表证的中药，称为"解表药"，如麻黄、防风、细辛、薄荷、菊花、柴胡等。

（二）泻下药类

能引起腹泻或滑利大肠、促使排便的中药，称为"泻下药"，如大黄、番泻叶、火麻仁、郁李仁等。

（三）清热药类

以清解里热为主要作用的中药，称为"清热药"，如知母、栀子、玄参、黄连、金银花、地骨皮等。

（四）化痰止咳药类

能消除痰涎或减轻和止咳嗽、气喘的中药，称为"化痰止咳药"，如半夏、贝母、杏仁、桔梗、枇杷叶、罗汉果等。

（五）利水渗湿药类

以通利水道、渗除水湿为主要功效的中药，称为"利水渗湿药"，如茯苓、泽泻、金钱草、海金沙、石苇、萆薢等。

（六）祛风湿药类

以祛除肌肉、经络、筋骨风湿之邪，解除痹痛为主要作用的中药，称为"祛风湿药"，如木瓜、秦艽、威灵仙、海风藤、昆明山海棠、雷公藤、络石藤、徐长卿等。

（七）安神药类

以镇静安神为主要功效的中药，称为"安神药"，如酸枣仁、柏子仁、夜交藤、远志等。

（八）活血祛瘀药类

以通行血脉、消散瘀血为主要作用的中药，称为"活血祛瘀药"，如鸡血藤、丹参、川芎、牛膝、益母草、红花、西红花等。

（九）补益药类

能补益人体气血阴阳不足，改善衰弱状态，以治疗各种虚症的中药，称为"补益药"，如人参、西洋参、党参、黄芪、当归、白术、沙参、补骨脂、女贞子、绞股蓝等。

（十）治癌药类

用于试治各种肿瘤、癌症，并有一定治疗效果的中药，称为"治癌药"，如长春花、喜树、茜草、白英、白花蛇舌草、半枝莲、龙葵、天葵、藤梨根、黄独、七叶一枝花等。

（十一）止血药类

有制止体内外出血作用的中药，称为"止血药"，如三七、仙鹤草、地榆、小蓟、白茅根、藕节、断血流等。

第三节　我国中药材的地理分布

中药资源包括植物药资源、动物药资源和矿物药资源，其中植物药和动物药为生物药资源，属于可更新资源；矿物药为非生物药资源，属于不可更新资源。

我国幅员辽阔，地形错综复杂，气候条件多种多样，蕴藏着极为丰富的天然中药资源。全国第三次中药资源普查结果显示，我国现有中药达12 807种，其中植物药11 146种，占中药总量87%；动物药1 581种，占中药总量12%；矿物药80种，占中药总量不足1%。著名的中药，如五味子、穿山龙、麻黄、羌活、冬虫夏草等，均采自野生的药用植物；羚羊角、蟾酥、斑蝥、蜈蚣、蝉蜕等均来自野生的药用动物；石膏、芒硝、自然铜等均采自天然矿石。这些中药资源中有很多是我国所特有的。

我国辽阔的疆域内分布有寒带、温带、亚热带和热带的各种植被类型，生活着各种动物，蕴藏着丰富的矿产资源。根据自然地理区划，我国的中药资源产区可划分为东北产区、华北产区、华东产区、西南产区、华南产区、内蒙古产区、西北产区、青藏产区及海洋产区共 9 个产区。

一、东北产区

东北产区包括黑龙江省大部分地区、吉林省和辽宁省的东部地区及内蒙古的北部地区，是我国冬季最寒冷而又最漫长的地区，大部分区域属于寒温带和温带的湿润和半湿润气候，其野生资源蕴藏量大。该地区所产中药常通称为"关药"，如黄柏、北细辛、人参、五味子等。

二、华北产区

华北产区包括辽宁省南部地区、河北省中部地区及南部地区、北京市、天津市、山西省中部地区及南部地区、山东省、陕西省北部地区和中部地区，以及宁夏中南部地区、甘肃省东南部地区、青海省、河南省、安徽省及江苏省的小部分地区，是道地中药"北药"的主产区。主要中药资源有北沙参、知母、银柴胡、黄芩、全蝎等。

三、华东产区

华东产区包括浙江省、江西省、上海市、江苏省中部地区和南部地区、安徽省中部地区和南部地区、湖北省中部地区和东部地区、湖南省中部地区和东部地区、福建省中部地区和北部地区，以及河南省及广东省的小部分地区，是中药"浙药"和部分"南药"的产区。该地区分布的天然中药资源有玄参、益母草、山茱萸、丹参、苍术、葛根等。

四、西南产区

西南产区包括贵州省、四川省、云南省的大部分地区，以及湖北省、湖南省西部地区，甘肃省东南部地区、陕西省南部地区、广西北部及西藏自治区东部，为道地药材"川药""云药"和"贵药"的主产地。该地区除了有众多人工栽培的品种外，还有许多野生药材，如厚朴、胡黄连、七叶一枝花、茯苓、半夏等。

五、华南产区

华南产区包括海南省、中国台湾及南海诸岛、福建省东南部地区、广东省南部地区、广西南部地区及云南省西南部地区。该地区位于我国东南沿海，是道地中药"广药"的主产地。因为该地区地处热带及亚热带，所以有许多特有的天然中药资源，如金毛狗脊、红大戟、黄精、钩藤、千年健等。

六、内蒙古产区

内蒙古产区包括黑龙江省中南部地区、吉林省西部地区、辽宁省西北部地区、河北及山西省的北部地区、内蒙古中部地区及东部地区。该地区植物种类较少，但每种植物的分布广、产量大。该地区著名的中药有蒙古黄芪、甘草、芍药、防风等。

七、西北产区

西北产区包括新疆、青海省及宁夏的北部地区、内蒙古西部地区以及甘肃省西部地区和北部地区。

该地区出产的、在全国占重要地位的天然中药有枸杞、锁阳、肉苁蓉、草麻黄、新疆紫草、红花等。

八、青藏产区

青藏产区包括西藏大部分地区、青海省南部地区、四川省西北部地区和甘肃省西南部地区。该地区具有许多高山名贵中药，其中，蕴藏量占全国总量60% ~ 80%的种类有冬虫夏草、胡黄连、掌叶大黄等。

九、海洋产区

海洋产区包括我国东部地区和东南部广阔的海岸线，以及我国领海海域各岛屿的海岸线。海洋是一个巨大的药库，蕴藏着十分丰富的中药资源，中药总种类近 700 种，其中海藻类 100 种左右，药用动物类 580 种左右，矿物及其他类药物 4 种。我国主要的海洋生物药有杂色鲍、线纹海马、刁海龙、马氏珍珠贝等。

第二章　根类及根茎类

第一节　三　七

一、概述

　　三七为五加科人参属多年生草本植物，又名田七、金不换等，以干燥根及根茎入药，药材名三七。味甘、微苦，性温，归肝、胃经。具有散瘀止血，消肿定痛等功效。用于咳血、吐血、跌扑肿痛等症。现代研究表明，三七具有止血、活血化瘀、抗疲劳、抗衰老、耐缺氧、降血糖和提高机体免疫功能等功效，对三七功用的认识也从"活血化瘀、收敛止血、消肿生肌"延伸到整个心脑血管系统、中枢神经系统、代谢系统等领域。现已开发出以三七为主要原料的药品、保健品、化妆品300余种，如云南白药、复方丹参滴丸等。三七起源于2 500万年前的第三纪古热带中国西南山区，其分布主要局限在23°30′N附近的中高海拔地区，分布范围极其狭小。云南文山为主要产区，其种植面积和产量均占全国98%以上，现有栽培面积超过8 000 hm^2*，产量900万kg。除云南文山主产区外，现广西、广东、四川、贵州、江西等省区有少量种植。含总皂苷、黄酮、三七素、活性多糖、植物甾醇、氨基酸、挥发油、微量元素以及粗蛋白质等化学物质，有"赛人参"之说。畅销全国，并有大量出口。因民间大体认为其播种后3～7年采挖，每株三个复叶柄

---

　　*　1hm^2=15亩，1亩≈667m^2。全书同

且每个复叶柄上 7 片小叶，故名三七。

二、栽培技术

（一）选地与整地

育苗地宜选在海拔 200~1 500 m，背风、向阴、靠近水源、土壤疏松而排水良好的生荒地，坡度 5°~10°。选好的地经多次耕犁后，使土壤细碎，疏松，结合整地施厩肥、火烧土、磷肥、油麸等经充分沤熟的混合肥 22 500~30 000 kg/hm² 作基肥。整好地后做畦，畦宽 1.2 m，高 20~25 cm，畦沟宽 40 cm 左右，畦面整成龟背形。

种植地宜选南坡或东坡，背风的斜坡或峡谷的土丘缓地。新开荒地要进行土壤处理，可施 75~100 g/m² 生石灰进行土壤消毒。选用熟地则在前作物收获以后，进行翻地，用生石灰 750~1 500 kg/hm² 或甲醛（福尔马林）、波尔多液进行土壤消毒。轮作地结合倒土和理厢，可采用施用多菌灵、敌克松各 15 kg/hm² 进行消毒处理。施足基肥，做宽 1.2 m、高 30 cm 的畦，畦沟宽 30 cm。四周开好排水沟。

（二）繁殖方法

三七的繁殖方法以种子繁殖为主。

1. 疏蕾疏花

三七的结果率、坐果率较低，特别是外围花序小花结果率、坐果率低。花序中部小花结果率、坐果率稍高，所以，三七种子田疏蕾、疏花指去掉花序外围小花，保留花序中部小花。

2. 采种

选用生长旺盛、长势健壮、抗逆性强的 3~4 年生植株所结种子，在 10—11 月果实成熟呈紫红色时，采收果大、饱满、无病虫害的"红籽"（三七果实）作种。

3. 种子处理

需随采随播，或者采用湿砂层积进行保存。播种前用 58%

瑞毒霉锰锌处理 30~50min，或者采用 1.5% 多抗霉素 200mg/kg 浸种 30~50min。

4. 播种育苗

11 月上旬至下旬播种。按行株距 5cm×4cm 点播，每穴放种子 1 颗，覆土 1.5cm，浇足水，稻草覆盖保湿。播种量 300 万颗/hm²。2~3 个月即可出苗。苗期加强管理。

（三）移栽与定植

于当年 12 月至翌年 3 月移栽。移栽前同样需要对幼苗（俗称子条）进行消毒，消毒方法与种子相同。将子条按大小分级，按行株距（12.5~15）cm×10cm 栽植为宜。幼苗移栽前，在畦面上按上述行距开 3~5cm 深的沟，施厩肥和草木灰，并拌入磷肥、饼肥等作为基肥，将子条倾斜 10°~20° 栽下，盖土 3cm 左右，浇透水，覆稻草保湿。

（四）田间管理

1. 搭建荫棚

栽培时要求搭建高 2.0~2.5m 的荫棚，调节透光率为 10%~70%。一年生和三年生以上三七要比二年生需光的强度略大；种子出苗期和抽薹开花结实期也需较强的光照。特别是出苗期，一定要有足够的光照，苗才能长得粗壮，对抵抗病虫害和丰产有重大意义，故苗期透光度不能低于 30%，此时透光度小，苗会徒长，细弱，药农称"高脚"苗，易感染病害。阳光强烈时应适当加密荫棚，减少透光度，阴雨连绵的开花、结果季节要提高荫棚的透光度。药农的经验是"两头稀，中间密"。

2. 追肥

出苗初期在畦面撒施草木灰 2~3 次，4—5 月每月追施粪灰混合肥 1 次。三七生长需钾肥较多。三七对养分的需求量比其他作物低。6—8 月，追施两次过磷酸钙、钙镁磷肥、骨粉、油粕各 40kg/亩，混合施肥。

3. 除草浇水

在栽培过程中，见草即除，保持田间无杂草。应注意防涝抗旱，经常保持湿润。雨后及时松土。天旱时应及时淋水，浇水宜在早晚进行，中午阳光强烈，浇水会灼伤幼苗。当三七根茎裸露在外时，应及时培土，以利生长。

4. 摘除花蕾、花薹

不留种的地块，当花蕾、花薹刚抽出时，应及时摘除，以利根的生长，增加产量。二年生三七，一般结果少，种子又小，不宜用作留种。

三、病虫害防治

（一）主要病害及防治

1. 根腐病

造成根的局部坏死腐烂，地上部分枯死。防治方法：田间使用 10% 叶枯净 + 70% 敌克松 + 50% 多菌灵 + 水（1∶1∶1∶500）处理，防治率可达 70% 以上；及时清除病株，对其周围环境进行消毒处理；培育优良品种。

2. 黑斑病

全株都能被感染，尤其是茎、叶及幼嫩部分最易发病，受害也较严重。随着气温的升高，病症加剧。防治方法：清除病株和杂草，降低植株间的空气湿度；用 40% 菌核净 500 倍液、45% 菌绝王 500 倍液、58% 腐霉利 1 000 倍液交替喷雾；培育优良品种。

3. 立枯病

为三七苗期主要病害。为害种子、种芽及幼苗。种子受害后腐烂呈乳白色浆汁状，种芽受害呈黑褐色死亡，受害幼苗折倒死亡。防治方法：播种前用多菌灵或紫草液进行土壤消毒；

发现病株及时拔除，病株周围撒施石灰粉，并喷洒50%甲基托布津1 000倍液或50%腐霉利1 000倍液。

4. 三七疫病

主要为害叶片，受害叶片呈暗绿色水渍状。6—8月高温、高湿时发病严重。防治方法：清洁药园，冬季拾净枯枝落叶，集中烧毁；发病前喷1：1：50波尔多液，半月1次，连续2～3次；发病后喷65%代森锌500倍液或50%退菌特1 000倍液，7日1次，连续2～4次。

（二）主要虫害及防治

1. 小地老虎

幼虫在植株叶背取食，将叶片吃成小孔、缺刻或取食叶肉留下网状表皮。4—5月为害最为严重。防治方法：人工捕捉；毒饵诱杀，早晚各1次。毒饵配方：鲜蔬菜：冷饭或蒸熟的玉米面：糖：酒：敌百虫按10：1：0.5：0.3：0.3比例混合而成。

2. 短须螨

成、若虫群集于叶背吸食汁液并拉丝结网，使叶脱落，花盘和红果受害后造成萎缩和干瘪。防治方法：冬季清园，拾净枯枝落叶烧毁，清园后喷波美1°石硫合剂；4月开始喷波美0.2°～0.3°石硫合剂，或用20%三氯杀螨砜可湿性粉剂1 500～2 000倍液喷雾，每周1次，连续数次。

3. 蛞蝓

咬食幼苗、花序、果实，茎叶成缺刻。晚间及清晨取食为害。防治方法：冬季翻晒土壤；发生期于畦面撒施石灰粉或3%石灰水喷杀。

第二节 丹 参

一、概述

丹参为唇形科鼠尾草属多年生草本植物，以干燥的根和根茎入药。药材名丹参，别名血参、紫丹参、赤参、红根等。是我国传统常用中药，也是国内外药材市场的重要商品之一。味苦，性微寒，归心、肝经，具祛瘀止痛、活血通经、清心除烦、凉血消痈的功能，用于月经不调、经闭痛经、症瘕积聚、胸腹刺痛、热痹疼痛、疮疡肿痛、心烦不眠、肝脾肿大、心绞痛。丹参的主要有效成分可分为两类，即脂溶性丹参酮类（脂溶性二萜醌类）和水溶性酚酸类，前者有抗菌、抗炎、治疗冠心病等疗效；后者有改善微循环、抑制血小板凝聚、减少心肌损伤和抗氧化等作用。此外，还含黄酮类、三萜类和留醇等成分。主产安徽、河北、江苏、山东、河北、陕西、四川、山西等省，全国大部分省区均有栽培。临床上不宜与藜芦同用。

二、栽培技术

（一）选地、整地的要求

宜选择疏松、肥沃、土层深厚、地势略高、排水良好的土地种植。山地栽培宜选择向阳的低山坡。丹参对土壤要求不严，黄沙土、黑沙土、冲积土都可种植，零星的田边地角也可种植，但土质黏重和低洼积水的土地不宜种植。

地选好后，每公顷施入腐熟肥 22 500～30 000 kg 作基肥，然后进行深翻，将土壤深翻 30cm 以上，再行翻耙、碎土、平整、作畦。宜作成宽 120cm 的高畦，畦沟宽 30cm，沟深 15～20cm，畦面呈瓦背形。在地下水位高的平原地区栽培，为防止烂根，需开挖较深的畦沟，过长的畦，宜每隔 50m 距离挖一腰沟，并保持排水畅通。

（二）繁殖方法

丹参可用种子繁殖、分株繁殖、扦插繁殖等方法进行繁殖。

1. 种子繁殖

丹参种子很小，发芽率 70% 左右，发芽率随贮藏时间的延长而降低，生产上最好随采随播。种子繁殖分为直播和育苗移栽两种方法。

（1）直播：一般于 3 月中旬至 4 月中旬播种，可采用条播或穴播。条播沟深 1cm 左右，条距 30cm，将种子均匀地播入沟内，覆土 0.6 ~ 1cm；穴播按行距 30 ~ 45cm 和株距 25 ~ 30cm，穴深 1cm，覆土 0.6cm，每穴播种子 5 ~ 10 粒，每公顷播种量 7.5kg 左右。如遇干旱，事前先浇透水再播种。播后半月出苗；苗高 6cm 时进行间苗定苗。

（2）育苗移栽：由于直播种子出苗不整齐，故多采用育苗移栽法。采用这种方法，生产成本低，种源丰富，可以大面积发展生产。一般于 6 月种子成熟时，随采随播，在准备好的苗床上，按行距 30 ~ 40cm 条播，播种沟深 1cm 左右，将种子均匀地撒入沟内，覆土 0.3cm，以不见种子为度，播后浇水，保持土壤湿度，半个月左右即可出苗。苗高 6cm 时可行间苗，10 月定植于大田。

2. 分株繁殖

在收获丹参时，选取健壮、无病害的植株，剪下粗根作药用，而将细于香烟的根连芦头带心叶用作种苗，进行种植。大棵的苗，可按芽与根的自然生长状况，分割成 2 ~ 4 株，然后再种植。种植季节一般在立冬至翌年惊蛰。按行距 30 ~ 45cm，株距 25 ~ 30cm 穴栽，穴深 3 ~ 4cm。每公顷需用种苗 2 250kg 左右。若秋末冬初种植，由于外层老叶片尚未枯萎，大棵的种苗，应在栽植前将叶片切割掉，仅留下 8cm 左右长的叶柄及心叶即可；叶片长度在 13cm 以下的小苗，可原棵栽种，不必切割叶片。

3. 分根繁殖

栽种时宜随挖随栽。选择直径 0.3cm 左右，粗壮色红，无病虫害的 1 年生侧根于 2—3 月栽种，也可在 11 月收获时选种栽植。栽时将选好的根条剪成 4～6cm 长的根段，边剪边栽，根条向上，每穴栽 1～2 段。株行距同分株繁殖部分所述。栽后随即覆土，厚度为 3cm 左右。分根栽种要注意防冻，可用稻草保暖。

4. 扦插繁殖

可于 4—5 月剪取生长健壮的茎枝，截成 10～15cm 长，剪除下部叶片，上部保留 2～3 片，在整好的畦上按行距 20cm、株距 10cm，斜插入土中 1/2～2/3，随剪随插，否则影响成活率。插后浇水保湿、遮阴，雨后及时排水，以免腐烂。插后一般 15d 即可生根，成活率在 90% 以上，待根长 30cm 以上时，定植于大田。也可将剪下的带根枝条直接栽种，并注意浇水。

（三）日常田间管理

1. 间苗定苗

在幼苗开始出土时，要进行查苗，若发现苗密度过大，要间苗；若缺苗，要及时进行补苗；土壤板结、覆土较厚而影响出苗时，要及时将土疏松、扒开，促其出苗。最后按株距 6～10cm 定苗。

2. 排灌

丹参整个生长期都要注意清理沟道，保持排水畅通，防止多雨季节受涝。清沟理沟可结合施肥进行，将沟泥覆在肥料上。伏天及遇到持续秋旱时，可行沟灌或浇水抗旱。沟灌应在早晚进行，并要速灌速排。出苗期及幼苗期如土壤干旱，要及时灌水或浇水。

3. 中耕除草

丹参前期生长较慢，应及时松土除草，一般在封畦前要进行 2～3 次，可结合施肥进行。封畦后杂草要及时拔掉，以免杂草丛生，影响丹参正常生长。

4. 施肥

丹参开春返青后，要经过长达 9 个月的生长期，才能收获。除播种时应尽量多施基肥外，在生长过程中还需要追肥 3 次。第一次在返青时施提苗肥，每公顷用充分腐熟的人畜粪水 6 000kg 冲水浇；或者用尿素 75kg 或硫酸铵 150kg 施入。第二次于 4 月中旬至 5 月上旬进行，不留种子的地块，可在剪过花序后施，每公顷施腐熟人畜粪水 7 500kg、饼肥 750kg。第三次在 6、7 月间剪过老秆以后，施长根肥，宜重施，每公顷施浓粪 12 000kg，过磷酸钙 300kg，氯化钾 150kg。第二次和第三次追肥以沟施或穴施为好，施后覆土盖肥。

5. 摘蕾

不准备收种子的丹参，从 4 月中旬开始，要陆续将抽出的花序摘掉，以保证养分集中到根部。最好在花序刚抽出 1~2cm 长时，就用手掐掉。如摘得迟，花序长得长而老，则需用剪刀才能剪掉。花序要摘得早，摘得勤，最好每隔 10d 摘或剪一次，连续进行几次，这是丹参增产的重要栽培措施之一。

6. 剪老秆

留种丹参在收过种子以后，植株茎叶逐渐衰老或枯萎，对根部生长不利；应剪掉老茎秆，则可使基生叶丛重新长出，促进根部继续生长。因此，宜在夏至到小暑，将全部茎秆齐地剪掉。

三、病虫害防治

1. 主要病害及防治方法

为害丹参的病害主要有根腐病、叶枯病、叶斑病、菌核病等。

（1）根腐病：为真菌性病害，一般于 4 月下旬发病，5—6 月进入发病盛期，8 月以后逐渐减轻。发生初期，个别支根和须根变褐腐烂，逐渐扩展至主根，主根发病后，导致全根腐烂，地上部分3叶枯萎死亡，严重影响产量。防治方法：实行轮作，最好是水旱轮作；选用无病苗栽，栽种前严格剔除病苗，种苗用50%托布津1 000倍液浸5～10min，晾干后栽种；加强田间管理，注意排水防涝，增施磷钾肥，增强植株抗病能力；防治地下害虫，减轻病害发生。

（2）叶枯病：真菌性病害，常于5月上旬始发，持续到11月。发病初期，叶面产生褐色圆形小斑，随后病斑不断扩大，中心呈灰褐色。最后，叶片焦枯，植株死亡。防治方法：选用无病健壮的种苗，栽种前用50%多菌灵胶悬剂800倍液浸种10min进行消毒处理；加强管理，增施磷肥、钾肥，及时开沟排水，降低湿度，增强植株抗病能力；发病初期可用50%多菌灵800倍液或65%代森锌600倍液喷雾。

（3）叶斑病：是一种细菌性叶部病害。常于5月初开始发生，可延续到秋末。叶片上病斑深褐色，直径1～8mm，近圆形或不规则形，严重时病斑密布、汇合，叶片枯死。防治方法：剥除基部发病的老叶，以加强通风，减少病原。发病初期用1∶1∶150波尔多液喷雾防治。

（4）菌核病：是一种真菌性病害。病菌首先侵害茎基部、芽头及根茎部，使这些部位逐渐腐烂，变成褐色，常在病部表面、附近土面以及茎秆基部的内部，发生灰黑色的鼠粪状菌核和白色的菌丝体。病株上部茎叶逐渐发黄，最后植株死亡。防治方法：不收发生菌核病地块的种苗，根茎提早收获；用根茎作种时，应注意将基部腐烂的茎秆剔除；加强田间管理，及时清理沟道，防止田间积水；实行轮作，发过病的地块，不宜重茬，可与水稻进行轮作；初期零星发病时，可用50%氯硝胺可湿性粉剂0.5kg加石灰7.5～10kg，撒在病株茎基及周围土面，但施药后需隔10d以上才能翻挖根茎，以保证药用安全。

2. 主要虫害及防治方法

为害丹参的害虫主要有蚜虫、根结线虫、银纹夜蛾、棉铃虫、蛴螬等。

（1）蚜虫：成、幼虫吸茎叶汁液，严重者造成茎叶发黄。防治方法：冬季清园，将枯枝落叶烧毁或深埋；发病初期喷用50%杀螟松1 000～2 000倍液或敌敌畏乳油1 000～2 000倍液喷雾，每7～10d 1次，连续2～3次。

（2）根结线虫：植株被根结线虫寄生后，在丹参须根上形成许多瘤，往往造成丹参严重减产。根结线虫可通过丹参种根和土壤传播。为害程度与土质有一定关系。沙性重的土壤透气性比较好，对线虫生长发育有利，线虫病也较严重。防治方法：建立无病留种田，无病区不从病区调入种根；实行轮作，不重茬，不与花生等易感染本病的作物轮作，宜与禾本科作物轮作；在其生长期用根结线虫特效药线无影或灭线对水稀释500～5 000倍液（3～30ml对水15kg）进行灌根处理。

（3）银纹夜蛾：幼虫咬食叶片，造成缺刻、孔洞。老龄幼虫取食叶片，严重为害时，仅剩主脉。每年可发生5代，以老熟幼虫在土中或枯枝下化蛹越冬。防治方法：冬季进行翻耕整地，可以杀灭在土中越冬的幼虫或蛹；灯光诱杀成虫；7—8月在第2、第3代幼虫低龄期，用敌敌畏乳油1 000倍液或90%敌百虫1 000倍液喷雾防治，每隔7d 1次，能收到很好的防治效果。

（4）棉铃虫：又名钻心虫。幼虫为害蕾、花、果，影响种子产量，留种田要注意防治。防治方法：现蕾期用90%敌百虫1 000倍液喷雾防治，每隔7～10d 1次，连续2～3次。

（5）蛴螬：以幼虫咬断苗或取食幼根，造成缺苗或根部空洞，为害严重。防治方法：所施肥料要充分腐熟，最好用高温堆肥；灯光诱杀成虫；田间发生期用90%敌百虫1 000倍液浇灌。

第三节　芍　药

一、概述

芍药为毛茛科芍药属多年生草本植物，以干燥根入药，根据加工炮制方法不同，药材有白芍、赤芍之分。白芍味苦、酸，性微寒，归肝、肾、脾经。具有养血调经、敛阴止汗、柔肝止痛、平抑肝阳等功效，用于血虚萎黄、月经不调、自汗、盗汗、胁痛、腹痛等症。赤芍味苦，性微寒，归肝经，具有清热凉血、散瘀止痛等功效。用于热入营血，温毒发斑，吐血衄血，目赤肿痛等症的治疗。同属植物川芍药亦作赤芍使用。白芍主产浙江、山东、安徽、四川等地。赤芍全国大部分地区均产。

二、栽培技术

（一）选地与整地

选择土层深沃肥厚、排水良好的夹砂土，前作物最好为小麦、豆类、甘薯等。将土地深翻40cm以上，整细耙平，施足基肥（腐熟厩肥或堆肥 30 000 ～ 37 500 kg/hm²）。播前再浅耕 1 次，四周开排水沟。便于排水的地块，采用平畦（种植后作成垄状）。排水较差的地块，采用高畦，畦面宽约 1.5m，畦高 17 ～20cm，畦沟宽 30 ～40cm。

（二）繁殖方法

以芽头（芍头）繁殖为主，亦可种子繁殖、分根繁殖、扦插繁殖。

1. 芽头繁殖

秋季采挖芍药根时，将芽头下的粗根切下供药用，留下的红色芽头即作种芽。选择形状粗大、饱满健壮、无病虫害的芽头，按大小顺其自然生长状况切成数块，可在芽下留 2cm 长的根，每块需带有粗壮芽苞 2~3 个，宜随切随栽，否则需将种芽沙藏备用。选择地势高且干燥的平地，挖宽 70cm、深 20cm 左右的坑，长度视种芽多少而定。坑底整平，其上铺一层 6cm 厚的洁净细河沙，然后将芽头向上，排放 1 层种芽再覆盖 1 层厚 6cm 的细沙，芽头稍露出土面，以便检查。也可用宽 1m、深约 60cm 的大窖贮藏，将芽块放入，每一层上盖细沙土 10~12cm。层积期间应经常翻开检查，保持一定湿度，发现霉变及时剔除。

2. 种子繁殖

8 月上旬种子成熟后，随采随播。若暂不播种，则立即与 3 倍的湿润洁净细河沙混拌贮藏，促进种子后熟至秋末播种。种子一经干燥则不易发芽，切勿将种子晒干贮藏。按行距 20cm，开深 5cm 的浅沟，将种子均匀播入沟内，覆土与畦面平齐，培育 2~3 年后移栽于大田。

生产上较少用种子繁殖。

（三）移栽与定植

于 8 月上旬至 9 月下旬酷暑过后立即栽种，最迟不能晚于 10 月。栽种前，将种芽按大小分别下种，有利于出苗整齐。栽植的行株距各地略有不同，一般按行株距（45~50）cm ×（30~40）cm 挖穴，可适当密植。穴深 12cm，直径 20cm，先施入腐熟厩肥与底土拌匀，厚 5~7cm，然后每穴栽入种芽 1~2 个，芽头朝上，深度以入土 3~5cm 为宜，覆土，并浇施稀薄人畜粪水，最后盖土稍高出畦面，呈馒头状小丘，以利越冬。

种子繁殖的幼苗移栽方法同上，起苗时注意不要伤及根部。

（四）田间管理

1. 中耕除草

1~2 年生幼苗，要勤除草，并可结合套种其他作物。第 3 年中耕除草数次，一般不再套种其他作物。中耕宜浅，避免伤根。

2. 追肥

栽后翌年春季开始每年追肥 3~4 次。第 1 次于 3 月结合中耕除草，每亩施入人畜粪水 1 200~1 500kg；第 2~3 次分别于 5、7 月生长旺盛期进行，施量同前并增加饼肥 20kg；亦可加用 0.3% 磷酸二氢钾水溶液进行根外追肥。第 4 次在 10—12 月每亩施入畜粪肥 2 000kg，过磷酸钙 30kg。

3. 培土

10 月下旬，在离地面 6~9cm 处剪去枝叶，并于根际培土 15cm 厚，以保护芍芽越冬。

4. 摘花蕾

除留种地外，于每年春季摘除全部花蕾。

5. 灌溉排水

芍药忌积水，多雨季节应及时排水，以免烂根。干旱季节应及时灌溉。

三、病虫害防治

（一）病害

为害芍药的病害主要有灰霉病、锈病、叶斑病、褐斑病等。

1. 灰霉病

又名花腐病，属真菌性病害。叶片发病后，先从下部叶片的叶尖或叶缘开始出现淡褐色、圆形或不规则形病斑，病斑上有不规则轮纹，在天气潮湿时长出灰色霉状物（病原菌子实体）。茎部被害，出现褐色、梭形病斑，致使莲部腐烂，植株折断，重则引起全株倒伏。花蕾、花被害后，颜色变褐腐烂，也生有灰色霉状物。防治方法：秋季芍药落叶后，将枯枝残叶集中烧毁或深埋；轮作或下种前深翻土地，将表层翻入下层，以减轻来年发病；加强田间管理，注意雨后及时排水；合理密植，使植株间通风透光，促进植株生长健壮，提高抗病力；选用无病种芽，并用65%代森锌300倍液浸种10~15min后下种；发病初期用50%多菌灵800~1500倍液喷雾，每隔10d喷1次，连喷2~3次。

2. 锈病

又名刺绣病，属真菌性病害。7—8月为严重为害期。锈病是芍药生产上一种常见的病害，为害叶片，初期叶片背面出现黄色至黄褐色颗粒状物（夏孢子堆），后期叶面出现圆形、椭圆形或不规则形的灰褐色病斑，较大的病斑还见有轮纹，在叶背病斑处丛生暗褐色的刺毛状物（冬孢子堆），被害茎叶弯曲、皱缩，植株生长不良。防治方法：实行3年以上轮作；芍药园周围不要栽松柏类植物；收获后将残株病叶收拾烧毁，减少越冬菌源；发病初期用25%粉锈宁乳剂1000~1500倍液喷雾。

3. 叶斑病

又称轮纹病，属真菌性病害，为害叶片。叶面病斑近圆形，后逐渐扩大，呈同心轮纹状。病斑多时，互相连接成为大斑，使叶片枯死。一般下部叶片先发病，逐渐向上部叶片扩展。发病严重时，致使叶片焦枯，提早落叶，植株生长衰弱，影响产量和品质。防治方法：收获后清除残株病叶，集中烧毁，消灭越冬病菌；深翻土地，实行3年以上轮作；加强田间管理，摘除植株下部病叶，带出田外集中烧毁；发病初期用50%多菌灵800~1000倍液喷雾，每隔10d 1次，连喷2~3次。

4. 褐斑病

属真菌性病害。一般于6—8月发病。为害叶片，也在叶柄和茎部发病。发病初期叶片正面出现近圆形紫褐色斑点，斑点扩大后，逐渐形成中央淡褐色，边缘紫褐色的病斑，病斑背面褐色，直径2~3cm，质脆，易破裂。病斑上生有黑色霉层，即病原菌的分生孢子梗和分生孢子。严重时，全株叶片黑褐焦枯，植株死亡。防治方法：清洁药园，烧毁病残枝叶或深埋；加强田间管理，及时清沟排渍，降低田间湿度；合理种植，植株间要保持良好的通风、透光条件；发病初期用 1∶1∶100 波尔多液或 65% 代森锌 500~600 倍液喷雾，每隔 7~10d 1 次，直到 9 月为止。

（二）虫害

为害芍药的主要虫害有蛴螬、地老虎、蝼蛄等。

1. 蛴螬

俗称地蚕、白地蚕，6 月中下旬为害最盛。蛴螬幼虫生活在土中，播种期取食播下的种子。在幼苗期，地下根茎的基部被咬断，或大部分被咬断，地上部分枯死。在成株期，芍药地下块根被害后，往往形成孔洞、疤痕，严重影响芍药的产量和质量。防治方法：施用充分腐熟的有机肥，以防止招引成虫来产卵；人工捕杀；在田间出现蛴螬为害时，可挖出被害植株根际附近的幼虫；施用毒土：每公顷用 90% 晶体敌百虫 1 500~2 250g，拌细土 225~300kg 做成毒土；用 1 500 倍辛硫磷溶液浇灌植株根部，也可收到较好的防治效果。

2. 地老虎

俗称地蚕、乌地蚕、切根虫等。幼虫为害芍药幼苗，在低龄阶段取食量少，主要咬食幼苗嫩叶，造成孔洞、缺刻。3 龄以后，幼虫长大进入暴食期，常从地面咬断幼茎，造成缺苗断垄。防治方法：及时清除田间杂草；幼虫发生期用 90% 晶体敌百虫 1 000 倍液喷雾。

3. 蝼蛄

俗称泥狗、土狗子。昼伏夜出，取食茎叶，活动猖獗。防治方法：翻耕整地，降低虫口基数；种子繁殖时用敌敌畏乳油 0.05~0.10kg，加适量的水，拌种子 50kg，晾干后播种，这种方法不仅可以防治蝼蛄，也可以防治蛴螬、地老虎、金针虫等；还可用灯光诱杀。

第四节　何首乌

一、概述

何首乌为蓼科蓼属多年生缠绕藤本植物。以干燥块根入药。中药名何首乌。别名赤首乌、首乌等。何首乌主产河南、湖北、广东、湖南、广西、广东、贵州、四川、江苏等省（区）。块根含大黄酚和大黄素，以及大黄酸、食用大黄苷、淀粉、卵磷脂和矿物质等。何首乌味苦、甘、涩；性温；归肝、心、肾经；具有解毒、消痈、截疟、润肠通便的功能，主治瘰疬疮痈、风疹瘙痒、肠燥便秘、高血脂等症。制何首乌有补肝肾、益精血、乌须发、强筋骨的功能，主治血虚萎黄、眩晕耳鸣、须发早白、腰膝酸软、肢体麻木、崩漏带下、久疟体虚、高血脂等症。另外，何首乌的干燥藤茎也是常用中药，中药名首乌藤，别名夜交藤。主要化学成分为大黄素、大黄酚、大黄酸、蒽酮等。首乌藤味甘，性平，归心、肝经，具有养血安神、祛风通络的功能，临床用于失眠多梦、血虚身痛、风湿痹痛、皮肤瘙痒等症，首乌藤栽培品主产广东、湖南、河南、湖北、广西等地。野生何首乌种质资源分布于贵州、四川、湖南、广西、河南、湖北等地，应加以保护。

二、栽培技术

（一）选地、整地

1. 选地

以选择土层深厚，土质疏松、肥沃，排水良好，富含腐殖质的沙质壤土栽培为好。山坡、林地、土坎及房前屋后均可种植。黏性重的土地不宜栽培。

2. 整地

选择适宜的土地后，一般在土壤封冻前深翻土地 30～35cm，以便减轻来年地下害虫的为害，并应仔细除去石砾及树桩、杂草等，使其风化熟化。土地要翻耕耙细，然后根据地形不同，分别做成高畦，畦宽 120cm，畦高 20cm，畦沟宽 30cm；畦面要求土碎面平，呈瓦背形。在翻耕时，结合整地，每公顷施入腐熟厩肥或堆肥 37 500～52 500 kg，饼肥 1 500 kg，过磷酸钙750kg，翻入土中作基肥。四周开好排水沟。

（二）繁殖方法

常用的繁殖方法有种子繁殖、扦插繁殖、压条繁殖和分株繁殖等。种子繁殖因采种较难、育出的苗较易产生变异且生长年限长，压条繁殖所育苗较少，扦插繁殖在生产上常用来繁殖种苗。

1. 种子繁殖

于秋冬季节将成熟的果序轻轻剪下、晒干，搓出种子，贮存在纸箱中，于翌年春天进行播种。

（1）直播：播种一般在 3 月上旬至 4 月中旬。生产上以条播为主，在整好的畦面上开横沟，行距 30～35cm，沟深 3cm 左右，沟内施入人蓄粪水，然后将种子均匀地播入沟中，覆土2cm，每公顷播种量为 7.5～15kg。苗高 5cm 时，按株距 30cm左右间苗，采用种子直播，不仅繁殖系数大，易达到全苗，且能减少费用，还可以防止因长期无性繁殖而造成的品种退化现象，同时对提高产量有一定的作用。

（2）育苗移栽：一般在 3 月上旬至 4 月下旬，按行距 10～15cm，在整好的畦面上开横沟条播，将种子均匀地撒在沟中，覆土 2cm 压实浇水，每公顷播种量为 22.5～30kg。播后 15d 左右出苗。苗期应经常浇水保湿。随时清除田间杂草，苗高 10～12cm 时，将不定根和小块茎一起除掉，育苗 1 年后于当年冬季或翌年初春移栽定植，行距 30～35cm，株距 30cm 左右。

2. 扦插繁殖

（1）硬枝扦插繁殖：3月上旬至4月上旬雨天选生长旺盛、健壮无病虫植株的茎藤，选择优良、健壮的植株作为母株，剔除嫩枝及细小的分枝，留下木质化和半木质化的一年生茎藤，剪成长25cm左右的插条，每根应具节2~3个。行距30~35cm，株距30cm左右，穴深20cm左右，每穴放2~3条，切忌倒插。覆土压紧，施入畜粪肥。

（2）嫩枝扦插繁殖：一般在6—7月进行。选生长旺盛，健壮无病植株的藤茎（以中部藤茎为佳），剪成长25cm左右的插条。每根插条应有2个以上的节，按照长短分成50条一小扎，然后把基部在黄泥浆上蘸一下，上浆后的插条置阴凉处待黄泥浆晾干。按行距30~35cm，株距30cm左右，穴深20cm左右，每穴放2~3条，不能倒插，上面1节留有叶片露出地面，下面的节去叶埋入土中。扦插之后，必须保持畦面湿润，如畦面表土干燥，则要勤浇水。浇水量以插条无明显萎蔫为度，水分过多，容易造成插条腐烂。春季雨水太多，可用塑料薄膜遮盖防雨，并及时清沟排水，防止涝渍。在生产上常用此法繁殖。

3. 分株繁殖

其方法基本上与扦插繁殖方法相同，只是在寒露至霜降采收药材时，根据茎蔓芽眼的多少，将芽头分成若干株，当年秋季栽到已整好的高畦或平畦内。

（三）田间管理

1. 中耕除草

生长期应注意中耕除草，何首乌生长期长，每年应中耕除草3次，第1次在3—4月进行，第2次在6—7月进行，第3次在9—10月进行，中耕宜浅，入土5~7cm，切不可过深，以免伤根。

2. 施肥

何首乌为喜肥植物，藤蔓生长旺盛，生长年限较长，除施足基肥外，每年应根据其生长情况及其需肥规律进行施肥。施肥方法以前期施有机肥，中期施钾肥，后期少施肥为原则。具体做法是：当植株长出新根后，每公顷用腐熟人畜粪水15 000~22 500kg及花生饼750kg，过磷酸钙225~375kg，其他水肥1 500~4 500kg对水成37 500kg，视苗期生长情况，从淡到浓分期施入。当藤茎长到1m以上时，一般施氮肥，至植株开始结块根的时候，每公顷可施氯化钾750kg。

3. 排灌

幼苗期土壤要保持湿润，何首乌定植之后1个月内需水较多，前10d要早晚各浇1次，以后可结合施肥，浇淡水肥，一直到苗高1m以上为止。如果碰上天气干旱，施肥的间隙还要适当浇水。苗高1m以上之后，除了天旱之外，一般不再浇水，因为何首乌生长忌过分潮湿，如果雨水过多，雨后要及时清沟排水，以免须根过度萌发，影响块根膨大，造成减产，同时还可以减少病虫害的发生。

4. 搭架修剪

种子繁殖应及时间苗。扦插繁殖要适当遮阳，当苗长至30cm高时，在苗间插竹竿搭架，以供藤蔓攀缘缠绕生长。何首乌搭架比较简单，在植株旁边竖1根竹竿即可，将藤按顺时针方向缠绕竹上，松脱的地方可用绳子缚住。每株只留1藤，多余的分蘖苗要剪掉，以后的基部分枝藤条，也要及时剪除，到1m以上才保留分枝，这样有利于植株下层的通风透光。如果因为肥水过多，地上部生长旺盛，当何首乌茎藤长至2m高时，修剪打顶，促进其地下部分生长，如侧枝生长过密，可适当剪除侧枝。还要进行除草，一方面除去杂草，另一方面锄松表土，将表层过多的须根锄掉，有利于块根膨大。大田生产每年应修剪5~6次。

5. 摘花蕾

不作留种用的植株，一般应于5—6月剪掉花序、摘除花蕾，以免养料分散，以促进块根生长，提高产量。

三、病虫害防治

（一）主要病害及防治方法

何首乌的主要病害有叶斑病、锈病和根腐病。

1. 叶斑病

植株感染该病后，初期叶片产生黄白色病斑，后期变褐，病斑破裂脱落成孔洞。病斑上有小黑点，病斑多时整片叶变褐枯死，最后植株枯死。多发生在夏季。防治方法：发病初期及早喷 1 ∶ 1 ∶ 120 波尔多液或 65% 代森锌 500 ~ 800 倍液，有较好的防治效果。因其发病原因主要为田间湿度大、通风透光不良等引起。故在采用药剂防治的同时，应注意改善田间管理，保持田间通风透气，可防止病害发生，选用抗病品种，采用温汤浸种等方法。

2. 锈病

感病后初期叶表面出现圆形黄绿色病斑，叶背出现针头大小的突起黄点。发病初期及时喷药防治，药剂可选用 25% 粉绣宁 1 500 倍液或代森锌 500 倍液；另外可通过增施磷、钾肥提高植株抵抗力；降低田间湿度；清除田间枯枝落叶减少越冬源。

3. 根腐病

发病初期地上部分无症状，只是须根变褐腐烂。随着病情的加剧，地上叶片逐渐枯黄，植株变小，地下病部由须根逐渐蔓延到块根，最后导致全根腐烂，地上植株枯死。防治方法：一旦发现病株要拔除感病植株，穴内撒生石灰消毒或用 2% 生石灰水浇灌病区；发病初期用 50% 多菌灵 1 000 倍液或 50% 甲基多布津 800 倍液浇灌根部。

（二）主要虫害及防治方法

为害何首乌的害虫主要有蚜虫、红蜘蛛、蛴螬等。

1. 蚜虫

在各季都可发生，特别是干旱季节发生严重。主要为害生长点及顶端第 1~2 片叶，吸食嫩梢、嫩叶汁液，被害植株主芽停止生长，叶片皱缩，生长受阻。防治方法：可利用田间蚜虫天敌防治，如食蚜瓢虫；选用抗虫品种；及时中耕除草，清除田间杂草；药剂可选用 50% 敌敌畏乳油 1 500~2 000 倍液加少量洗衣粉混匀后喷雾，也可用 10% 吡虫啉 2 000 倍液喷雾，隔半个月后再喷 1 次，可基本将其消灭。

2. 红蜘蛛

取食叶肉，叶片皱缩卷曲，严重者叶面成白色网状，叶背面有红色点状物。防治方法：消除杂草；用 20% 噻螨酮 1 000~1 500 倍液喷雾 2 次，间隔 3d；或用 5% 噻螨酯 1 000 倍液喷雾 1 次或用 5% 尼索朗 1 000 倍液喷雾 1 次。

3. 蛴螬

成虫可取食何首乌叶片，造成叶片缺刻，幼虫主要咬食何首乌根部。防治方法：可用 40% 辛硫磷乳液与细土拌和后施入土中；也可设置诱虫灯诱杀；同时应注意清除田间地头杂草，清除残枝落叶，以消除其越冬场所。

第五节　当　归

一、概述

当归为伞形科当归属二年生草本植物，以干燥根入药，药材名当归，又名岷归、川归等，味甘、辛，性温，归肝、心、脾经，具有补血活血、调经止痛、润肠通便的功能，可治疗血虚萎黄、眩晕心悸、月经不调、经闭痛经、虚寒腹痛、肠燥便秘、风湿痹痛、跌扑损伤、痈疽疮疡等疾病，为妇科、外伤科、内科之常用药。当归含有挥发油、有机酸（如棕榈酸、烟酸）、氨基酸、微量元素、胆碱及维生素等多类物质。当归酒能活血通经。主产于甘肃、云南、陕西、贵州、四川、湖北等地，其中甘肃是我国最大的当归产区，年产量占全国的90%以上。

二、栽培技术

（一）选地、整地的要求

1. 选地

育苗地可以选择阴凉、湿润、肥沃的生荒地或熟地，要求土层深厚、疏松肥沃、排水良好、富含腐殖质的沙壤土，pH值近中性。移栽地应选择土层深厚、疏松肥沃、排水良好、富含腐殖质的荒地或休闲地，以阳坡为好，阴坡生长慢。土质对当归栽种成活率和产品质量亦有影响，黑土、红沙土移栽成活率高，黄土质地紧，移栽成活率低。

2. 整地

生荒地育苗，一般在4—5月开荒，先将灌木杂草砍除，晒干后堆起，点火烧制熏肥，随后深翻土地25cm以上，翻后打碎土块，去尽草根、石块等，即可作畦；若选用熟地育苗，初春解冻后，要进行多次深翻，施入基肥。每公顷施入腐熟厩肥52 500kg。均匀撒于地面，再浅翻一次，使土肥均匀混合，然后作畦。一般畦宽120cm，畦高约20cm，沟宽30cm，畦面呈瓦背形，四周开好排水沟以利排水。

移栽地选好后，要深翻25cm以上，结合深翻施入基肥，每公顷施腐熟厩肥90 000～120 000kg，油渣1 500kg；有条件的还可施适量的过磷酸耗或其他复合肥，翻后耙细，顺坡作成高畦，畦面规格于育苗地基本相同。

（二）繁殖方法

当归的繁殖方法分为直播和育苗移栽两种。

1. 直播

根据播种时间的不同，直播又可分为秋播、春播和冬播

3种。

（1）秋播：秋播最常用，这是因为它比其他直播方式具有更长的生长期，同时又保持了直播栽培的优点，即不早抽薹，栽培技术简单、成本低等。虽然秋播当归的单根重略低于育苗移栽，但群体密度可以适当加大，仍然可以获得较高的产量。秋播的时机应以立秋为准，再结合播种地段的海拔高度适当提前或缓后，一般于8月中旬至9月上旬播种。直播方式分条播和穴播，以穴播为好，穴距27cm。呈品字形排列，深3～5cm，穴底要平，每穴播入种子10粒；条播即在整好的畦面上开横沟，沟深5cm，沟距30cm。将种子均匀地撒在沟内。稍加压紧后，覆盖细肥土，厚1～2cm，最后搂平畦面，上盖落叶，以利保湿，翌年春季苗高3cm时开始间苗；苗高10cm时即可定苗，穴播的每穴留1～2株，条播的按20cm株距定苗。

（2）春播：春播即当年早春播种，冬前收获的一种栽培方式。由于它是当年种，当年收，不经过冬季，无法满足春化阶段对低温的要求，所以不会早期抽薹，由于春播生长期短，产量较低，但在较好的栽培条件下，产量也可提高。

（3）冬播：冬播就是冬前将种子播下，使种子在土里越冬，次年秋末收获，具有春季出苗早，生长期较长的优点，在保苗较好的情况下，产量要高于春播。

春播与冬播的栽培技术，除播种期不同外，其余都与秋播基本相同。

2. 育苗移栽

（1）种子处理：为使种子播种后发芽快，出苗齐，播种前常进行浸种处理，于30℃左右的温水中浸种24h即可。

（2）播量和播法：在种子发芽率达到70%以上的情况下，每公顷播种量以112.5kg左右为宜。播种方法分条播和撒播两种。一般采用撒播，即撒播在整好的畦面上，将种子和土壤紧贴，以利于催芽萌动。

（3）苗期管理：播种后必须保持苗床湿润，同时盖草保墒。

苗高1~2cm时，选阴天或傍晚抖松盖草，小心揭去。揭草后插枝遮阴，插枝选长约1m，多分枝的人字形树枝均匀斜插在畦两侧，棚架高60cm左右，遮阴度控制40%~50%。育苗期间保持畦面无杂草，并结合除草进行间苗，去弱留强，保持株距10cm左右。幼苗末期可进行追肥。

（4）移栽：一般为春栽，时间以清明前后为宜。过早，幼苗出土后易遭晚霜为害；过迟，种苗已经萌动，容易伤芽。栽植方式分为穴栽和沟栽。穴栽按行株距33cm×27cm挖穴，穴深15cm。然后每穴按品字形排列栽入幼苗各1~3株，边覆土边压紧，覆土至半穴时，将种苗轻轻向上提一下，使根系舒展，然后盖土至满穴。施入适量的火土灰或土杂肥，覆盖细土高过种苗根茎2~3cm即可。沟栽沟距40cm，株距25cm，沟深15cm。

（三）田间管理

1. 除草松土

及时除草，从出苗到封畦，应分期除草3~4次，结合除草进行松土，以防土壤板结，改善通气、水分和温度条件，促进根部发育。除草应掌握"中间深，两头浅"的原则，即种苗幼小和立秋后都不宜深锄。因立秋后当归根系多已肥大，含有丰富的糖分，一旦损伤后容易引起烂根，此时，如有杂草，应及时拔除。

2. 追肥

当归生长期间需肥量较多，除施足底肥后，还应及时追肥。适宜追肥的时间在6月下旬叶生长盛期和8月上旬根增长期，这是两个需肥高峰期。

3. 灌排水

当归生长需要较湿润的土壤环境，天旱时应进行适量的灌溉，雨水过多时要注意开沟排水，特别是在生长的后期，田间不能积水，否则会引起根腐病，造成烂根。

4. 培土

当归生长到中后期，根系开始发育，生长迅速。此时培土，可以促进归身的发育，有助于提高产量和质量。

5. 打老叶

当归封畦后，下部老叶因光照不足而发黄，要及时摘除，这既可避免不必要的养分消耗，又能改善群体内部的通风透光条件。

6. 及时拔薹

早期抽薹的植株，根部逐渐木质化，失去药用价值。要及时拔除，以免消耗地力，影响未抽薹植株的正常生长。

三、病虫害防治

（一）主要病害及防治方法

为害当归的病害主要有根腐病、褐斑病、菌核病、麻口病、白粉病、锈病等。

（1）根腐病：属半知菌亚门镰刀菌属真菌。发病植株根部组织初呈褐色，进而腐烂变成黑色水浸状，只剩下纤维状物。地上部叶片变褐至枯黄，变软下垂，最终整株死亡。5月初开始发病，6月为害严重，直至收获。防治方法：选择排水良好、透水性强的砂质土壤作栽培地，高畦栽培，忌连作；移栽前，每公顷用 19.5kg 的 50% 利克菌拌土均匀，或 200 倍 65% 代森锌均匀喷洒进行土壤消毒；选用健壮无病种苗移栽，移栽前用 1 : 1 : 150 的波尔多液浸泡 10 ~ 15min，晾干栽植；或育苗时用多菌灵、托布津按种子重量的 0.3% ~ 0.5% 拌种；及时拔除病株，集中烧毁。病穴中施一撮石灰粉，并用 50% 退菌特 600 ~ 1 000 倍液全面喷洒病区，以防蔓延。

（2）褐斑病：病原属半知菌亚门壳针孢属真菌。发病初期叶面开始出现褐色斑点，病斑逐渐扩大成边缘红褐色，中心灰白色。后期，病斑内出现小黑点，病情严重时，叶片大部分呈

南、湖北、河南、四川、山东、河北、安徽等省。鳞叶含淀粉、蛋白质、脂肪、糖类等。百合味甘，性寒；归心、肺经；具有养阴润肺、清心安神的功能；主治阴虚久咳、痰中带血、虚烦惊悸、失眠多梦、精神恍惚等症。同属植物卷丹和细叶百合与百合等同入药，栽培技术相似。

二、栽培技术

（一）选地、整地

1. 选地

宜选择土层深厚、排水良好的沙壤土，多数品种宜在微酸性至中性土壤中生长。土壤黏重、排水不良等处不宜栽培百合。一般实行三年以上的轮作，前作不宜种葱、蒜类植物，而宜种瓜类、豆类或稻麦类。百合连茬，根系不发达，色泽变黄，病虫害加重，繁殖系数下降，产量大幅度下降。

2. 整地

地选好后，为防治病虫害，可结合耕翻对土壤进行药剂处理。每公顷用50%多菌灵可湿性粉剂15kg对水7 500kg喷洒土壤，进行灭菌。整地时，因地制宜，施足基肥。百合比较耐肥，需要较多的肥料。一般每公顷用堆肥或厩肥22 500~37 500kg、发酵饼肥750~1 125kg、钙镁磷肥300~450kg、硫酸钾112.5~150kg。若不间作，可减少用量。在肥料施用过程中，应注意堆肥、厩肥、饼肥等必须充分腐熟，基肥不可与种球直接接触，以免引起腐烂。整地要细，一般整成平畦。畦宽120cm，两畦间开宽30cm、深15~25cm的排水沟，畦面呈瓦背形。

（二）繁殖方法

百合的繁殖方式有鳞片、小鳞茎（仔球）、珠芽（如卷丹）和种子繁殖等多种方法，在生产上一般采用鳞片繁殖。

鳞片繁殖在百合无性繁殖中最常用，而且繁殖系数高。秋季当田间百合叶片开始枯黄时，选择健壮、无病植株，采挖鳞茎作繁殖材料，剥除鳞茎表面质量差或干枯鳞片，里层的鳞片在剥后进行药剂处理，将鳞片放入 500 倍多菌灵水溶液中浸 30min，杀死鳞片上的病菌，取出后阴干，进行扦插繁殖。

首先要选择排水良好，疏松肥沃，没有种过葱、蒜以及茄科类作物的沙质土壤，做好宽 1.2m，高 25cm 左右的苗床。扦插时期一般在 8—9 月。插鳞片时，基部向下，各片距离 6～10cm，上覆厚约 6cm 细沙。然后盖草以利于保持土壤湿度。床土不可过湿，以防鳞片腐烂，并做好日常田间管理工作。一般于插植后 15～20d，从鳞片下端的切口处产生很小的鳞茎，自其下生根。翌春小鳞茎发芽出苗，形成具基生叶的植株。生长期追施肥料，促进生长。翌年秋季可采收直径约 1cm 的小鳞茎，再按株行距 12cm×15cm 播种培育 1 年，第三年秋季采收，达到种球标准的可加工入药，小的可继续培育 1 年。

（三）田间管理

1. 中耕除草

百合在 9—10 月栽植后，应注意防除杂草。第 2 年春季气温回升后，百合很快出苗，选晴天或阴天及时松土除草。松土宜浅不宜深，将表土锄松让阳光照入，可提高地温，促进百合早出苗，但不宜锄深。

2. 清沟排水

百合耐旱怕涝，土壤黏湿易导致百合鳞茎得病腐烂。雨水较多季节，容易造成大田积水，要结合施肥培土进行清沟，做到排水畅通，大雨后田间不积水。冬前春后如遇干旱，要及时进行灌溉，防止土壤过分干旱，造成种球干枯、萎缩，影响地下鳞茎生长。但灌水不可过多，以湿润土壤为宜。5 月上中旬，幼鳞茎鲜嫩多汁，在温度高、湿度大、土壤透气性差的情况下，易引起病害。在雨天或雨后切忌踩踏田块，以免踏实土壤，造成鳞茎腐烂。除草应掌握在土壤干燥时进行。平时应经常清沟排水，降低田间湿度。百合是较耐旱的作物，但还是需要较充足的水分，只要土壤排水良好，应适当保持土壤湿润。过多的水分或忽干忽湿容易引起鳞茎腐烂，病虫害大量发生。高温干旱时要及时灌水。若发现百合植株叶片发黄变紫，说明地下鳞茎已开始腐烂，应及时挖除病株。

3. 遮荫降温

遮荫是防高温的一种措施，苗期加盖稻草，对百合后期生长有利，可减少水分蒸发，降低土温。

4. 施肥培土

秋季栽植的百合，在土壤封冻前追肥一次。每亩用猪、牛粪15 000 kg左右铺撒畦面，如条件许可，可加腐熟饼肥50～75kg，效果更好。春季出苗前，如土壤肥力差或基肥不充足，可补施氮、磷、钾复合肥，每公顷用量为225～300kg。一般情况下可先补肥后松土，在表土晒白后，再进行清沟，把沟底的积泥重新覆盖在畦面上。4月上旬清明节前后，百合苗逐步长高，约在10cm时，要及时施肥提苗，促进幼苗生长。百合开花期，每公顷用300kg碳酸氢铵对水浇施，也可在叶面喷施浓度0.2%的磷酸二氢钾，以满足百合后期对磷、钾的需要。在打顶后要适当控制追肥，特别是氮肥，以防止茎叶过旺生长，影响鳞茎发育肥大。

5. 打顶摘心

5月20—25日前后，在苗高40cm左右就需打顶，使地上植株高度控制在45cm左右，这样既保证株有一定的生长量和叶面积，又可及时调控，减少养分不必要的消耗，使营养物质向珠芽和地下鳞茎转送，加速鳞茎的发育、生长。打顶宜选晴天中午进行，以利伤口愈合，防止病菌侵入。

6. 摘除花蕾

及时摘除花蕾，可减少不必要的养分消耗，使营养转入地下鳞茎中，促使鳞茎发育。摘除花蕾，宜在花序初形成，组织尚未老化，可用手折断时进行。如过迟，不但养分消耗较多，而且较难折断，费力较大。摘除花蕾需要连续进行多次才能除净。

7. 珠芽处理

适期早收珠芽有增产趋势，一般情况下，6 月中旬是收获珠芽的适宜时期，再迟收获不但影响百合产量，珠芽成熟后也会自动脱落。如不准备用珠芽繁殖苗木，可提前采摘珠芽，以减少养分消耗，提高百合产量。收获珠芽宜选晴天进行，要防止折断植株和打掉上部绿色叶片。

三、病虫害防治

（一）主要病害及防治方法

1. 叶枯病

又称灰霉病，是百合植株发生最普遍的病害之一，发病时，叶片上通常有黄褐色至红褐色圆形或椭圆形斑块，大小不一，长 2~10mm，某些斑块的中央为浅灰色，边缘呈淡紫色。从 6 月上旬起因雨水多，雾露重，病害扩展较快。防治方法：将患病植株的叶片集中烧毁，防止病菌传播；实行三年以上的轮作，以免病菌通过土壤传播；加强田间管理，合理增施磷、钾肥，增加植株抗病能力，注意清沟排水，保持田间通风透光；发病初期用 50% 多菌灵 500 倍液，或 75% 百菌清 500 倍液喷雾，10~15d 1 次，连续 2~3 次。

2. 病毒病

该病是百合受害较普通，较难防治的一种病害。叶片变黄，或发生黄色斑点、条斑。造成急性落叶，植株萎缩，花蕾萎黄不能开放，花冠开裂。植株受病害侵染后，生长、开花不良，甚至枯萎死亡。防治方法：及时防治蚜虫；防止接触传染，以减少植株传染病毒的机会；拔除受害严重的植株。

3. 百合疫病

常于 6—8 月发病，主要为害茎和叶片。茎和土表下面的茎秆上，形成水渍状至褐色斑块，受害植株很快死亡。防治方法：将病株掘起集中烧毁或深埋；注意清沟排水，中耕除草不要碰伤根茎部，以免病菌从伤口侵入；发病初期，用70%敌克松原粉1 000倍液喷洒，喷洒时应使足够的药液流到病株茎基部及周围土壤。

4. 立枯病

成年植株受害后，下部叶开始变黄，然后整株枯黄以至死亡。鳞茎受害后，逐渐变褐色，鳞片上形成不规则的褐色斑块。防治方法：该病为土壤传播，应实行轮作；播种前，用1：500的福美双溶液浸渍种球杀菌；加强田间管理，增施磷、钾肥，使幼苗健壮，增强抗病能力；出苗前喷1：2：200波尔多液1次，移栽后喷50%多菌灵1 000倍液2～3次，保护幼苗。发病后，及时拔除病株，病区用50%石灰乳消毒。

（二）主要虫害及防治方法

1. 蚜虫

为害百合虫害之一，吸取植物汁液，使植株萎缩，生长不良，严重影响开花结果。防治方法：消灭越冬虫源，清除附近杂草；发病初期喷洒敌敌畏1 200倍液。

2. 蛴螬

主要在土壤内活动，为害百合的鳞茎和根，咬食根系和鳞茎盘，直至破坏整个鳞茎。在7—8月鳞茎形成期间为害最重。防治方法：合理安排茬口，有条件的最好实行水旱轮作；施用腐熟有机肥，以防止招引成虫来产卵；在田间出现蛴螬为害时，可挖出被害植株根际附近的幼虫进行人工捕杀；施用毒土，每公顷用90%晶体敌百虫1 500～2 250g，拌细土225～300kg做成毒土。

第九节 黄 连

一、概述

黄连为毛茛科黄连属植物。以干燥根状茎入药，中药名黄连。别名川连、味连、鸡爪连等。主要分布于四川、湖北、陕西、甘肃、贵州、云南等省，主产四川、湖北、重庆等地，商品畅销国内外。多为人工栽培，野生资源已十分稀少。黄连根茎含多种生物碱，主要为小檗碱，含量为 9% ~ 13%，其次为甲基黄连碱、药根碱、酸性生物碱。黄连味苦；性寒；归心、脾、胃、肝、胆、大肠经；具有清热燥湿、泻火解毒的功能，具有较广的抗菌范围。主治湿热痞满、呕吐吞酸、泻痢、黄疸、高热神昏、心火亢盛、心烦不寐、血热吐衄、目赤、牙痛、消渴、痈肿疔疮等；外治湿疹、湿疮、耳道流脓等症。同属植物三角叶黄连、云连与黄连等同使用，栽培技术相似。

二、栽培技术

（一）选地、整地

1. 选地

黄连性喜冷凉湿润，忌高温干燥，故宜选择早晚有斜射光照的半阴半阳的早晚阳山地种植，尤以早阳山为佳。黄连对土壤的要求比较严格，由于栽培年限长，密度大，须根发达，且多分布于表层，故应选用土层深厚，肥沃疏松，排水良好，表层腐殖质含量丰富，下层保水、保肥力较强的土壤。植被以杂木、油竹混交林为好，不宜选土壤瘠薄的松、杉、青冈林。喜pH 值 5.5 ~ 7.0 的微酸性至中性土壤。最好选缓坡地，以利于排水，但坡度不宜超过 30°，坡度过大，冲刷严重，水土流失，黄连存苗率低，生长差，产量低。搭棚栽种黄连还需考虑附近有无可供采伐的木材，以免增加运料困难。

2. 整地

（1）生荒地栽种黄连：应在 8—10 月砍去地面的灌木、竹丛、杂草，此时砍山，次年发生的杂草少，竹根与树根不易再发，树木含水分少，组织紧密，用作搭棚材料坚固耐腐。待冬季树叶完全脱落后，1—2 月间进行搭棚，砍净林中竹、茅草后，留下所有乔灌木，在保证荫蔽度 70% 以上的遮阴条件下，树林疏密度适当，便可翻土整地，在林间栽黄连。首先粗翻土地，深 13 ~ 16cm，挖净草根、竹根，拣净石块等杂物，应分层翻挖，防止将表层腐殖质土翻到下层，并注意不能伤根太重，尤其是靠近上坡的树根一定要保留，否则树易倒伏。

（2）林间栽连：整地与生荒地栽连相同，可因地制宜做畦和选用熏土、腐殖质土或原土。

（3）熟地栽连：每亩施基肥 4 000 ~ 6 000 kg，浅翻入土，深 10cm 左右，耙平即可作高畦。作畦前应根据地形开好主排水沟，使水流畅通，不致冲垮厢畦。一般主沟宽 50 ~ 60cm，深 30cm，若棚大、坡陡，主排水沟应宽些、深些。主沟要直，尽量避免弯曲。根据主排水沟情况作畦，畦宽 1.2m，沟宽 30cm，沟深 10cm，畦面要求成瓦背形。畦的长度根据地形而定，一般每隔 8 ~ 10m 要开宽 30cm 的横沟，作畦后要在棚的上方与两侧开护棚排水沟，防止棚外水流入棚内。

3. 搭棚

根据需要搭棚，一般熏土后搭棚，也有的地方搭棚后熏土。棚高 200cm 左右。搭棚时按 200cm 间距顺山成行埋立柱，行内立柱间距离为 200cm，立柱入土深 40cm 左右，立柱埋牢后先放顺杆，顺杆上放横杆，绑牢为宜。一般透光度 40%。在坡地上先从坡下放顺杆，在顺杆上端放一横杆，使横杆上面与上一邻近柱顶水平，依此顺序搭到坡上。棚四周应用编篱围起，以防止兽畜为害，保持棚内湿度。如用水泥桩、铁丝及遮阴布为材

料搭棚，则作水泥桩 10cm × 10cm × 200cm，内置直径大于
6.5mm 钢筋一根，入土 40~50cm，行距 3m，桩距 2m，每隔一
畦在畦中心栽一排水泥桩，顶部用铁丝按字形固定，根据需要，
上盖不同密度的遮阳网，并用扎丝固定。冬季积雪来临之前应
及时收回遮阳网，以免积雪将棚架压垮，造成不必要的损失，
开春后再盖。

（二）繁殖方法

黄连以种子繁殖为主，通常先行播种育苗，再行移栽；也
可剪取根茎进行扦插。

1. 选种及种子处理

6 年生所结的种子，籽粒饱满，成熟度较一致，发芽率高。
7 年生所结种子与 6 年生所结种子相近，但数量少。留种以 6 年
生者为佳，种子千粒重为 1.1~1.4g。由于黄连开花结实期较
长，种子成熟不一致，成熟后的果实易开裂，种子落地，因此
生产上应分批采种。自然成熟的黄连种子具有休眠特性，其休
眠原因是种子具有胚形态后熟和生理后熟的特性。据报道，经
赤霉素处理可缩短后熟期。

2. 播种期和播种方法

黄连一般在 10—11 月播种，每公顷用种量为 30kg。将种子
与 20~30 倍的腐殖质土拌匀，撒在畦面，盖 1cm 厚的干细土和
熏土一层即可，播种要均匀，盖种要厚薄一致。育苗棚荫蔽度
应控制在 70% 以上。

3. 苗期管理

黄连幼苗生长缓慢，要及时除掉杂草，并且施速效性氮肥
（硫酸铵）每公顷 75~150kg，一般 1kg 种子可育 10 万~20 万株
黄连苗，育苗厢宽 120cm，沟宽 30cm，沟深 10cm。

4. 移栽定植

（1）移栽期：黄连秧苗每年有 3 个时期可以移栽。第一个

时期是在 2—3 月积雪融化后，黄连新叶还未长出前，栽后成活率高，长新根、发新叶快，生长良好，入伏后死苗少。第二个时期是在 5—6 月，此时黄连新叶已经长成，秧苗较大，栽后成活率高，生长亦好，但不宜迟至 7 月，因 7 月温度高，移栽后死苗多，生长也差。第三个时期是在 9—10 月，栽后不久即入霜期，根未扎稳，就遇到冬季严寒，影响成活，因此只有在低海拔温暖地区，才可在此时移栽。

（2）秧苗准备：壮苗成活率高，生长快，产量也高，故移栽时应选择有 4 片以上真叶、株高在 6cm 以上的健壮幼苗。移栽前，将须根剪短，留 2～3cm 长。

（3）栽种方法：行株距 30cm×15cm，用小花铲栽植，深度视移栽季节、秧苗大小而定，春栽或秧苗小可栽浅些，秋栽或秧苗大可稍栽深点，一般栽 3～5cm 深，地面留 3～4 片大叶即可。

（三）田间管理

1. 除草

栽苗当年和翌年秧苗生长比较缓慢，而杂草生长比较迅速，必须及时拔除杂草。

2. 施肥、培土

黄连栽植后 6～8d 内应施 1 次肥，施用稀薄猪粪水或菜饼水，也可每公顷用细碎堆肥或厩肥 15 000kg 撒施，能使黄连苗成活后生长迅速。施肥量应逐年增加，第 2、第 3、第 4 年秋季施肥后还应进行培土，在附近收集腐质土弄细后撒在畦上，培土应均匀，且不能过厚。

3. 摘除花蕾

开花结实要消耗大量营养物质，降低黄连根茎产量。除计划留种地外，自第 2 年起应于花蕾抽出后及时摘除。

4. 荫棚管理

黄连在不同生长期，需要的荫蔽度是不一样的。栽后当年需要 80%～85% 的荫蔽度，第 2 年开始荫蔽度宜逐年减少，第 4 年减少至 40%～50%，一般通过自然疏棚，基本适合黄连生长所需的荫蔽度。但在第 6 年种子采收后要拆去棚上覆盖物，称"亮棚"，加强光照，抑制地上部分生长，使养分向根茎转移，以增加根茎产量。育苗矮棚管理与高棚大致相同。

三、病虫害防治

（一）主要病害及防治方法

1. 白粉病

干旱年份病重，常引起黄连死苗缺株，大幅减产。白粉病主要为害叶。在叶背出现圆形或椭圆形黄褐色的小斑点，渐次扩大成大病斑；叶表面病斑褐色，逐渐长出白色粉末。发病由老叶渐向新生叶蔓延，白粉逐渐布满全株叶片，致使叶片渐渐焦枯死亡。下部茎和根也逐渐腐烂。翌年，轻者可生新叶，重者死亡缺株。一般在 7～8 月发生。7 月下旬至 8 月上旬为发病盛期，8 月下旬较轻。防治方法：调节荫蔽度，适当增加光照；冬季清园，将枯枝落叶集中烧毁；发病初期喷射波美 0.2°～0.3°石硫合剂，每隔 7～10d 喷 1 次，连续喷 2～3 次。

2. 根腐病

病菌以菌丝和分生孢子在土壤中越冬，病菌在土壤中可存活 5 年以上。4—5 月开始发病，7—8 月进入发病盛期，8 月以后逐渐减少。在地下害虫活动频繁、土壤黏重、排水不良、施用未腐熟厩肥的条件下易发此病。防治方法：一般需与禾本科作物轮作 3～5 年后才能再栽黄连，切忌与易感病的药材或农作物轮作；在黄连生长期间，要注意防治地老虎、蛴螬、蝼蛄等地下害虫，以减少发病机会；及时拔除病株，并在病穴中施石灰粉，并用 2% 石灰水或 50% 退菌特 1:600 倍液全面浇灌病区，可防止病害蔓延；发病初期喷药防治，用 50% 退菌特 1 000 倍液或 40% 克瘟散 1 000 倍液，每隔 15d 1 次，连续喷 3～4 次。

（二）主要虫害及防治方法

1. 蛞蝓

常于3—11月发生，咬食黄连嫩叶。白天潜伏阴湿处，夜间活动为害植株，雨天为害较重。防治方法：蔬菜毒饵诱杀；棚桩附近及畦四周撒石灰粉。

2. 铜绿丽金龟和非洲蝼蛄

幼虫咬食黄连叶柄基部，严重时可将幼苗成片咬断。防治方法：一是人工捕杀；二是采用一般的杀虫剂进行药物喷杀。

第十节　半　夏

一、概述

半夏为天南星科半夏属植物。以干燥块茎入药，中药名半夏。别名三步跳。主产于湖北、河南、安徽、山东、四川、重庆等地，长江流域各省均有栽培。半夏块茎含 β-谷留醇、辛辣醇类、三萜烯醇、微量挥发油、胆碱、单糖和多糖、氨基酸、生物碱、棕榈酸、琥珀酸、硬脂酸、油酸等。半夏味辛；性温；有毒；归脾、胃、肺经；具有燥湿化痰、降逆止呕、消痞散结的功能，主治痰多咳喘、痰饮眩悸、风痰眩晕、痰厥头痛、呕吐反胃、胸脘痞闷等症；生用外治痈肿痰核。生半夏有毒，与皮肤、黏膜接触，发生痒肿，可用醋洗解毒。用白矾制煮可减其毒性。

二、栽培技术

（一）选地、整地

1. 选地

宜选湿润肥沃、保水和保肥力较强、质地疏松、排灌条件良好、呈中性反应的沙质壤土或壤地种植，亦可选择半阴、半阳的缓坡山地。前茬以豆科作物为宜，可连作 2~3 年。涝洼盐碱地不宜种植。可于玉米地、油菜地、麦地、果木林地进行套种。在玉米、麦地里套种的具体方法是在头一年播种小麦时，将麦垄加宽至 30cm，预留半夏播种行，第 2 年春分时节，在预留播种行中，开深 8~9cm 的沟（太深出苗迟，影响产量，浅则易旱死），以 2~3cm 的株距，撒播半夏种茎。小麦收获后及时点玉米，同时在半夏苗垄中，撒 3~5cm 厚麦糠并浇水，起到保湿降温的作用，防止半夏倒苗，秋季玉米收获后，于白露至秋分时收获半夏。

2. 整地

地选好后，于 10—11 月间，深翻土地 20cm 左右，除去石砾及杂草，使其风化熟化。半夏生长期短，基肥对其有重要的作用，结合整地，每公顷施入充分腐熟的厩肥或堆肥 30 000kg、过磷酸钙 750kg，翻入土中作基肥。于播种前，再耕翻一次，然后整细耙平，起宽 1.2m 的高畦，畦沟宽 30cm，沟深 20cm，畦面呈瓦背形，畦埂要踏实整平，以便进行春播催芽和苗期地膜覆盖栽培。催芽栽种并加盖地膜不仅能使半夏早出苗，增加了 20 余天的生育期，而且还能保持土壤整地时的疏松状态，促进根系生长，使半夏的根粗长，根系扩大，增强抗旱防倒苗的能力。

（二）繁殖方法

半夏的繁殖方法以块茎和珠芽繁殖为主，亦可种子繁殖。

1. 块茎繁殖

选直径 0.5~1cm、生长健壮、无病虫害的块茎作种用。种茎选好后，将其拌以干湿适中的细沙土，贮藏于通风阴凉处，于当年冬季或翌年春季取出栽种。春栽，宜早不宜迟，一般早春 5cm 地温稳定在 6~8℃时，即可用温床或火炕进行种茎催芽。催芽温度保持在 20℃左右时，15d 左右芽便能萌动。2 月底至 3

月初，雨水至惊蛰期间，当5cm地温达8~10℃时，催芽种茎的芽鞘发白时即可栽种。

2. 珠芽繁殖

是主要的繁殖材料。夏秋间，当老叶将要枯萎时，珠芽已成熟，即可采下成熟的珠芽，进行条栽，行距10~15cm，株距6~9cm，栽后覆以细土及草木灰，稍加压实，亦可在原地盖土繁殖，即每倒苗一批，盖土一次，以不露珠芽为度。同时施入适量的混合肥，既可促进珠芽萌发生长，又能为母株增施肥料。

3. 种子繁殖

2年生以上的半夏，从初夏至秋冬，能陆续开花结果。当佛焰苞萎黄下垂时，便可采收种子，湿沙贮藏。于翌年3—4月上旬，在苗床上按行距10~15cm开浅沟条播，播后覆盖1cm厚的细土，浇水湿润，并盖草保温、保湿，半个月左右即可出苗，苗高6~10cm时，即可移植。

（三）田间管理

1. 中耕除草

半夏植株矮小，在生长期间要经常松土除草，避免草荒。中耕深度不超过5cm，避免伤根，因半夏的根生长在块茎周围，其根系集中分布在12~15cm的表土层，故中耕宜浅不宜深，做到除早、除小、除尽。

2. 摘花蕾

为了使养分集中于地下块茎，促进块茎的生长，以利于增产，除留种田块外，应于每年5月抽花葶时分批摘除花蕾。此外半夏繁殖力较强，往往成为后茬作物的顽强杂草，不易清除，因此必须经常摘除花蕾。

3. 水肥管理

半夏喜湿怕旱，无论采用哪一种繁殖方法，在播种前都应浇一次透水，以利于出苗。出苗前后不宜再浇，以免降低地温。

立夏前后，天气渐热，半夏生长加快，干旱无雨季节，可根据墒情适当浇水。浇后及时松土。夏至前后，气温逐渐升高，干旱时可 7~10d 浇水 1 次。处暑后，气温渐低，应逐渐减少浇水量。经常保持栽培环境阴凉而又湿润，可延长半夏生长期，推迟倒苗，有利于光合作用，使干物质积累增多。因此，加强水肥管理，是半夏增产的关键。除施足基肥外，生长期追肥 4 次。第一次于 4 月上旬齐苗后，每公顷施入人畜粪水 15 000kg；第二次在 5 月下旬珠芽形成期，每公顷施用人畜粪水 30 000kg；第三次于 8 月倒苗后，用 1∶10 的粪水泼浇，每半月 1 次；第四次于 9 月上旬，半夏齐苗时，每公顷施入腐熟饼肥 375kg、过磷酸钙 300kg、尿素 150kg，与沟泥混拌均匀，撒于土表，起到培土和有利灌浆的作用。经常泼浇稀薄人畜粪水，有利保持土壤湿润，促进半夏生长，起到增产的作用。

4. 培土

由于半夏珠芽在土中才能生根发芽，因此在 6—8 月，有成熟的珠芽和种子陆续落于地上时，要及时进行培土，从畦沟取细土均匀地撒在畦面上，厚 1~2cm。追肥培土后无雨时，应及时浇水。一般应在芒种至小暑时培土二次，使其萌发新株。半夏生长中后期，每隔 10d 根外喷施一次 0.2% 磷酸二氢钾，有一定的增产效果。

三、病虫害防治

(一) 主要病害及防治方法

1. 叶斑病

夏初发生，发病叶片上出现紫褐色斑点，轮廓不清，后期病斑上生有许多小黑点，发病严重时，病斑布满全叶，使叶片卷曲焦枯而死。该病常在高温多雨季节发生。防治方法：发病初期喷 1∶1∶120 波尔多液或 65% 代森锌 500 倍液或 50% 多菌灵 800~1 000倍液，每隔 7~10d 1 次，连续 2~3 次；用大蒜 1kg 加水

20～25kg喷洒；拔除病株烧毁或深埋，病穴用生石灰消毒。

2. 病毒病

常发生在夏季。为全株性病害，发病时，叶片上产生黄色不规则的病斑，使叶片变为花叶症状，叶片变形、皱缩、卷曲，直至枯死；植株生长不良，地下块茎畸形瘦小，质地变劣。当蚜虫大量发生时，容易发生该病。防治方法：选用无病毒植株留种，避免从发病地区引种及发病地留种，控制人为传播，并实行轮作；施足有机肥料，适当追施磷钾肥，增强植株抗病能力；及时喷药消灭蚜虫等传毒昆虫，出苗后在种植地喷洒敌敌畏2 000倍液，每隔5～7d 1次，连续2～3次；发现病株，立即拔除，集中烧毁或深埋，病穴用5%石灰乳浇灌，以防蔓延；应用组织培养方法，培养无毒种苗。

3. 腐烂病

多在高温多湿季节发生，为害地下块茎，造成腐烂，随即地上部分枯黄倒苗死亡。防治方法：选用无病种源，种子播种前用5%的草木灰溶液或50%的多菌灵1 000倍液浸种；加强田间管理，雨季及大雨后及时疏沟排水；发病初期，拔除病株后在穴处用5%石灰乳淋穴，防止蔓延；及时防治地下害虫。

（二）主要虫害及防治方法

害虫主要有红天蛾、蚜虫等，常于夏季发生。幼虫咬食叶片，食量很大，发生严重时，可将整个叶片食光。防治方法：用90%晶体敌百虫800～1 000倍液喷洒，每隔5～7d 1次，连续2～3次。

第十一节　党　参

一、概述

党参为梧梗科党参属多年生草本植物，以其干燥根入药。

党参味甘，性平，归脾、肺经，具有补中益气、健脾益肺、生津养血、扶正祛邪的功能，用于脾肺气虚、食少倦怠等症。其主要化学成分有甾醇类、糖类、苷类、生物碱、三萜、氨基酸、挥发油及其他成分。同属植物素花党参、川党参同时收载为药材党参的原植物。党参主要分布于华北、东北、西北部分地区，全国多数地区引种。素花党参主要分布于甘肃、陕西、青海及四川西北部。川党参主要分布于湖北西部、湖南西北部、四川东北部及贵州北部。党参因分布区域广、产地多，质量差异较大，但以山西潞党和台党、甘肃纹党、四川晶党、陕西凤党、湖北板党最著名，为道地药材。党参在临床上不宜与藜芦同用。本节将以党参为例介绍栽培技术。

二、栽培技术

（一）选地、整地

1. 育苗地选地与整地

育苗地宜选地势平坦、靠近水源、土质疏松肥沃、排水良好的沙质壤土。在山区应选择排水良好、土层深厚、疏松肥沃、坡度15°～30°、半阴半阳的山坡地和二荒坡地，地势不应过高，一般以海拔2 200m以下为宜。整地时，应根据不同地块特点采用不同方法。荒地育苗，应于头年冬季，深耕整平，作畦；熟地育苗，宜选富含腐殖质、背阳地，前茬以玉米、谷子等为好。前茬作物收后犁翻1次，使土壤充分风化，减少病虫害，提高肥力。播前再翻耕1次，每亩施入基肥（堆肥、厩肥）1 500～3 000kg，把细整平作畦。作畦因地势而定，一般坡度不大，地势较为平坦的地可以做成平畦或高畦，较陡的地一定要做成高畦。畦宽1.2m，沟宽0.3m，畦长因地势而定，畦四周开排水沟，沟宽30. cm，深15～25cm。

2. 直播地选地与整地

直播地选择不严格，除盐碱地、涝洼地外，生地、熟地、山地、梯田等均可种植，但以土层深厚、疏松肥沃、排水良好的沙质壤土为佳。若选用生荒地，先铲除杂草，拣除石块、树枝、树根。熟地施足基肥，常用厩肥、坑土肥、猪羊粪等，每亩施用3 000~5 000kg。深耕30cm以上，耙细，整平，做成畦或做成垄。山坡地应选阳坡地，整地时只需做到坡面平整，按地形开排水沟，沟深15~30cm。

3. 繁殖方法

党参用种子繁殖，当年新种子发芽率高，幼苗整齐而健壮，隔年陈种发芽率低。

4. 种子直播

在生产上，直播播期一般分春播和秋播。春播在3月上旬至4月中旬，秋播在土壤封冻前进行。播种时将党参种子与细土拌匀，播种时可撒播也可条播，条播时按行距25~30cm开浅沟，撒种后浅覆土，适度镇压，每亩用种量1~2kg。党参种子较小，萌发时需较多水分，播种后应采取地表覆盖保持湿度，保证党参种子在适宜的环境下发芽。

5. 育苗移栽

党参种子的最适发芽温度18~20℃。为了使种子早发芽，播种前可进行浸种催芽，把种子放在40~50℃温水中浸种，边搅拌边放入种子，温度降至室温时停止，再浸5min；捞出种子，装入纱布袋中，用清水淋数次，再放在温度15~20℃室内沙堆上，每隔3~4h用清水淋一次，一周左右种子裂口即播种。播时育苗畦要浇透水，等水渗下去后，把种子与细土拌匀撒于畦面，浅覆土，并进行地表覆盖，覆盖可用秸秆等，可防止地表蒸腾过快，又保持适当的温度。移栽党参分春栽和秋栽两种。春季移栽应在芽萌动前，即3月下旬至4月上旬；秋季移栽于10月中下旬。春栽宜早，秋栽宜迟，以秋栽为好。按行距25~35cm、株距10cm、深15cm开沟，顺沟摆放。移栽最好选阴天或早晚进行，随起苗，随移栽。一般每亩栽大苗16 000株左右，栽小苗 2 万株左右。密植栽培每亩栽苗 4 万株左右。移栽时，不要损伤根系，顺沟的倾斜度放入。

（二）田间管理

1. 苗期管理

（1）遮阴：根据党参幼苗期喜湿润、怕旱涝、喜阴、怕强光直射的习性进行遮阴。常用的遮阴方法有盖草遮阴、塑料薄膜遮阴和间作高秆作物遮阴等。盖草遮阴就是春季播种或秋冬播种后在翌年 4 月初，天气逐渐转热时，用稻草、树枝、苇帘、麦草、麦糠、玉米秆等物覆盖畦面，保湿和防止日晒。注意覆盖物不可太厚也不可太薄。一般开始全遮阴，主要以保湿为目的，待参苗发芽出土后，使透光率达到 15% 左右，在苗高 10cm 时逐渐揭去覆盖物，不可一次全部去除，以防苗被烈日晒死。待苗高 15cm 时可将覆盖物去除。塑料薄膜遮阴，其方法是春播后，搭塑料棚，苗出齐后放风，待长至 2～3 片真叶时，把塑料棚揭去，白天用草帘子覆盖，夜间揭去（风天除外）或改用盖草。也可用间作套种高秆作物解决党参幼苗的遮阴问题。

（2）灌溉排水：出苗期和幼苗期畦面应保持潮湿，以利出苗。参苗长大后可以少灌水，不追肥，水分过多易造成过多枝叶徒长，苗期适当干旱有利于参根的伸长生长，雨季特别注意排水，防止烂根、烂秧。

（3）除草松土：育苗地要做到勤除杂草，防止草荒。撒播地幼苗期要多次拔草，条播地松土除草应同时进行。苗高 5～7cm 时注意适当间苗，保持株距 3～5cm，分次除去过密的弱苗。若是直播，苗高 15cm 左右时，按株距 5～10cm 定苗。松土宜浅，避免伤根。拔草要选阴天或早晨、傍晚进行。

（4）起苗：育苗 1 年即可起苗。起苗时注意从侧面挖掘，防止伤苗。移栽苗按大、中、小分档，以便分别定植。起苗不应在雨天进行。秋天移栽的，起苗后就定植，如来年春天定植，可贮入地窖或假植。

2. 移栽后管理

（1）中耕除草：应勤除杂草，特别是早春和苗期更要注意除草。一般除草常与松土结合进行。封行后停止中耕，见草则用手拔除。

（2）追肥：通常在搭架前追施一次厩肥，每亩施用 1 000 ~ 1 500kg，结合松土除草进行，也可在开花前根外追肥，以微量元素和磷肥为主，每亩施磷酸铵溶液 5kg，喷于叶面。生长初期（5 月下旬）每亩追施入粪尿 1 000 ~ 2 000kg。

（3）灌溉排水：移栽后要及时灌水，以防干枯，保证缓苗，成活后可以不灌或少浇水。雨季应及时排出积水，防止烂根。

（4）搭架：当苗高 30cm 左右时设立支架，以使茎蔓顺架生长，架法可根据具体条件和习惯灵活选择，常用方法是用细竹竿每两垅搭成八字形架，目的是使通风透光，生长旺盛，提高抗病力，增加参根产量。

三、病虫害防治

（一）主要病害及防治方法

1. 锈病

5 月上旬开始发病，6—7 月发病严重。发病初期叶面产生无明显边缘的绿黄褐色斑点，相应背面有浅红褐色小疱斑，隐于皮层下，后皮层破裂，露出橙黄色夏孢子堆，多着生于叶脉两侧，孢子堆周围有黄白色晕圈。严重时引起叶片干枯。防治方法：枯苗后及时清理田园，烧毁地上部病残株；发病初期用 25% 粉锈宁 1 000 倍液，97% 敌锈钠 400 倍液，7 ~ 10d 1 次，连续喷 2 ~ 3 次。

2. 根腐病

为害部位为根，多从须根、侧根开始，后蔓延到主根。初期产生水渍状红褐色斑，后扩大相互愈合，根变黑褐色腐烂，地上植株渐枯黄萎蔫。防治方法：选择排水良好的地块，雨季要疏通排水沟，降低田间湿度，避免积水，与禾本科作物轮作，忌连作；整地时用50%多菌灵进行土壤消毒。发现病株及时拔除烧毁，病穴用1%石灰水浇灌；发病期用1：1：120的波尔多液喷洒或灌根，7～10d 1次，连续几次，或用50%多菌灵500倍液浇灌病区。

3. 立枯病

发病部位为茎基部干湿交界处。初生椭圆形深青色斑，后凹陷扩大绕茎一周，黑褐色，最后病部缢缩干枯，幼苗死亡，一般不倒伏。病部潮湿时生有淡褐色蜘蛛丝状霉和黏附小土粒（菌核）。接触潮湿土壤的脚叶受害后，可出现叶腐症。防治方法：育苗土地用药剂处理。播种前2周，每平方米床土用38%福尔马林300ml，加水10kg，浇于床土后用塑料薄膜闷4～5d；药剂拌种。可用50%多菌灵可湿性粉剂和50%托布津可湿性粉剂拌种；发现病株立即拔除。

（二）主要虫害及防治方法

1. 地下害虫

主要有地老虎、蛴螬、蝼蛄等，为害地下根茎。防治方法：药剂可用50%锌硫磷乳油200倍液或用90%敌百虫1 000～1 500倍液浇灌；苗期为害时用90%晶体敌百虫100g与炒香的菜籽饼5kg制成毒饵进行诱杀。

2. 蚜虫

成虫及若虫群集叶片背面及嫩梢吸食汁液，被害叶片向背面卷曲、皱缩。天旱时为害严重。防治方法：消灭越冬虫源，清除附近杂草，进行彻底清园；蚜虫发生时可喷40%乐果乳油2 000倍液，或用80%敌敌畏乳剂1 000～1 500倍液喷杀，每隔7～10d 1次，连续喷数次。

3. 红蜘蛛

红蜘蛛为害党参叶片和嫩梢，吸食叶片或嫩梢汁液，使叶片变黄，最后脱落，花、果实受害后萎缩、干瘪。蔓延迅速，以秋季干旱时为甚。防治方法：冬季清洁田园；可用0.2～0.3波美度石硫合剂或50%杀螟松1 000～2 000倍液或三氯杀螨砜可湿性粉剂1 500～2 000倍液喷杀。

第十二节　地　黄

一、概述

地黄为玄参科多年生宿根草本植物。以新鲜或干燥块根入药。鲜用者称鲜地黄，鲜地黄味甘、苦，性寒，归心、肝、肾经，具有清热生津、凉血止血的功能，主治热病伤阴等症；将鲜地黄于55～60℃烘焙至八成干且内部颜色变黑时为生地黄，习称"生地"，生地黄味甘，性寒，归心、肝、胃、肾经，具有清热凉血、养阴生津的功能，主治热入营血等；将生地黄蒸至内外颜色全变黑者为熟地黄，习称"熟地"，熟地黄味甘，性微温，归肝、肾经，具有补血滋阴、益精填髓的功能，主治血虚萎黄、心悸怔忡等症。地黄含多种苷类成分，其中以环烯醚萜苷类为主，如梓醇、二氢梓醇等，此外，地黄中含有糖类，其中地黄多糖RPS-b是地黄中兼具免疫与抑瘤活性的有效成分，并含有20余种氨基酸，地黄中尚含甘露醇、β-谷甾醇等、多种无机离子及微量元素、卵磷脂及维生素A等。地黄栽培历史悠久，主栽于华北、西北、华东、中南及辽宁、贵州等省份，以河南省温县、武陟县、泌阳县、博爱县、河阳县（孟州市）、修武县地黄产量大、质量佳，为河南省"四大怀药"之一，也是我国重要的创汇产品之一。

二、栽培技术

（一）选地、整地

选择地势较高、排水良好、土壤肥沃的砂质壤土和十年内未种植过地黄的地块，前茬作物以小麦、玉米等禾本科农作物或蔬菜类为宜，不宜与高粱、玉米、瓜类田相邻。选好的地块翻耕、整平，按宽 1.2~2.4m、长 100~200m 起垄，浇水保墒。

（二）繁殖方法

无性繁殖（根茎分段繁殖）和种子繁殖，以根茎分段繁殖为主，种子繁殖多在培育新品种时采用。

1. 种栽选择与处理

地黄作为繁殖用的根状茎称作种栽，种栽来源有 3 种。

（1）窖藏种栽：是头年地黄收获时，选优良品种无病虫害的根状茎，在地窖里贮藏越冬的种栽。

（2）大田留种：是头年地黄收获时，选留一部分不挖，留在田里越冬，翌春刨起作种栽。

（3）倒栽：头年春栽地黄，于当年立秋时刨出，在别的地块上再按春栽方法栽植一次，秋季生长，于田间越冬，翌春再刨起作种栽。

2. 栽植

地黄多春栽，当地温稳定在 10℃ 以上时栽植。种植前将种栽掰成 2~3cm 的小段，每段至少有 2~3 个芽眼，用 500 倍 70% 甲基托布津可湿性粉剂或 300 倍 5% 百菌清溶液浸泡 10min，捞出，置阴凉通风处晾干。一般行株距为 33cm×33cm 或 30cm×30cm。栽种时按行开沟放入根状茎，然后覆土镇压，搂平后浇透水即可，15~20d 后出苗。

（三）田间管理

1. 除草

出苗后田间若有杂草及时除去，浅锄或人工拔草，齐苗后进行一次中耕锄草。

2. 查苗、补苗

种植地黄往往会出现缺苗断垄的现象，结合中耕除草将密处的幼苗连同种栽一起移栽至缺苗处，移栽后及时浇水。

3. 水肥管理

地黄为喜肥植物，因此在其整个生长、发育期根据其生长特点适时、适量追肥。追肥一般有两种方式：一种为根际追肥；另一种为叶面追肥。在生产中视苗情可根际追肥两次，第一次追肥，以氮肥为主，每亩施氮肥 30~40kg；第二次根际追肥，每亩施过磷酸钙 40kg、尿素 10kg、硫酸钾 10~20kg。浇水应根据降雨及土壤含水量情况而定，土壤含水量不足 25% 的情况下，可采用小水漫灌的方式。阴雨天应及时排除田间积水。

4. 打顶与掐花

地黄出苗后不久，个别植株会出现开花现象，为避免消耗养分，结合中耕除草，及时掐掉花蕾。

三、病虫害防治

（一）主要病害及防治方法

病害主要有斑枯病、轮纹病、枯萎病和根腐病。

1. 斑枯病

基部叶片先发病，初为淡黄褐色，圆形、方形或不规则形，无轮纹，后期呈暗灰色，上生细小黑点，病斑连片时，导致叶缘上卷，叶片焦枯。防治方法：加强水肥管理，避免大水漫灌，雨季及时排水，降低田间湿度；增施磷、钾肥，提高植株抗病能力。地黄收获后，收集病叶，集中掩埋或烧毁。药剂防治可选用 80% 比克 600 倍液喷洒，然后酌情选用 50% 多菌灵 600 倍或 70% 甲基托布津可湿性粉剂 800 倍液，间隔 10d 左右喷 1 次。

2. 枯萎病

为害地下根茎，在大田枯萎病常与疫病同时发生。防治方法：起埂种植，埂高 20~30cm；严格控制土壤湿度，特别是在 6—8 月，严禁大水漫灌和中午浇水，开挖排水沟，防止雨季田间积水；增施磷、钾肥，提高植株抗病能力；播种时用奇多念生物肥，每株 0.25g 撒施，苗期淋灌，或苗期发病前用 2% 农抗 120 水剂 200 倍淋灌预防；发病初期用 50% 福美双可湿性粉剂每亩施用 6kg 处理土壤；6 月开始，发现病株时，及时选用 50% 敌克松 500 倍或 5% 菌毒清 400 倍加 50% 多菌灵 500 倍液喷淋药液 2～3 次，保证药液渗到茎基部，间隔 7～10d 喷施 1 次。

3. 轮纹病

主要为害地黄叶片，底层叶比顶层叶发病较为严重。叶面病斑黄褐色，近圆形或不规则形，有明显的同心轮纹，上生小黑点。防治方法：参见斑枯病防治。

（二）主要虫害及防治方法

为害地黄的害虫主要有小地老虎、红蜘蛛等。

1. 小地老虎

幼虫多在心叶处取食，在苗期为害严重，常造成缺苗断垄。高龄幼虫常咬断茎基或叶柄，造成植株死亡。3 龄以上幼虫为害严重。防治方法：早春清除田间及地头杂草，防止地老虎成虫产卵；采用黑光灯或糖醋液诱杀成虫或傍晚田间每隔一定距离放一泡桐叶诱集幼虫，早晨翻开叶进行捕杀；低龄幼虫发生时，可喷洒 90% 敌百虫 1 000 倍液或 50% 辛硫磷 800 倍液毒杀幼虫。

2. 红蜘蛛

取食地黄叶肉，叶片皱缩卷曲，严重者叶面成白色网状，叶背面有红色点状物。防治方法：消除杂草；用 20% 噻螨酮 1 000～1 500 倍液喷雾 2 次，间隔 3d，或加用 5% 尼索朗 1 000 倍液喷雾 1 次。

第十三节　山　药

一、概述

山药学名薯蓣，为薯蓣科薯蓣属多年生缠绕草本植物，块根肉质肥厚，形状多样（扁块形如脚掌、手掌；圆筒或短圆棒形；长圆柱形等），外皮灰褐色，生有很多须根；茎细长，蔓生，通常带紫红色，有棱，光滑无毛；单叶，对生或三叶轮生，叶腋间常生珠芽（名为零余子），叶片形状多变化，三角状卵形至广卵形、戟状心形，叶柄细长；花单性，花小、黄绿色、近于无柄，雌雄异株，穗状花序；蒴果三棱状扁圆形；种子有膜质翅。花期6—9月，果期9—11月。山药的根茎尤其块根中有效成分为多糖类、碳水化合物、还含有蛋白质、氨基酸、矿物质、皂苷、多酚氧化酶以及多种微量元素及3，4-二羟基苯乙胺、多种维生素等，据资料显示，山药有效成分到目前为止尚未确定，初步认为是山药多糖，目前多以薯蓣皂苷元含量为其质量的衡量标准。传统的怀山药（铁棍山药和太谷山药）多糖、蛋白质等含量均高于其他品种，但产量低。山药作为中药性平，味甘。补脾健胃，生津益肺，止泻，补肾涩精。用于治疗气虚衰弱、脾虚喘咳、食少腹胀、久泻不止、虚劳咳嗽、虚热干渴、多痰、遗精等症状。

山药是药食兼用的作物，除药用外，还可以作高档次保健粮食、蔬菜食用，山药的适应性很强，对环境条件要求不很严格，栽培措施比较粗放，只要土层深厚，加强管理，就可以获得较高的产量。由于山药在地下生长，与农药及其他污染物接触较少，因此，可用于无公害蔬菜或有机蔬菜的生产，在外贸和深加工等方面也有广阔的前景。山药全国大部分地区都有栽培，主产于河南、山西、山东、河北、陕西、广西等地。产于温县、武陟、焦作的称"怀山药"，是国内外声誉较好的高质量道地药材。

二、栽培技术

（一）选地、整地技术

山药生长适宜土壤条件为松软、深厚的壤土，以砂壤土为最好。因此，栽植山药应选择地势高燥、排水良好、土层深厚、肥沃疏松、向阳温暖、土质松软的沙壤土或壤土田块。土壤以微酸到中性（pH 值 6～8）为宜。要求上下土质一致，如下层有较薄的黏重土层，挖沟时挖去，也可种植。山药忌连作，一般应隔 3 年轮作 1 次。

山药喜温、喜光、怕涝。25～28℃为生长最适温度；块茎发芽要求土温 15℃左右。块茎在土温 20～24℃生长最快。

整地要求因山药以收获根为目的，为了高产，应挖种植沟。一般分"单沟单行"和"单沟双行"两种种植方式，并与外沟相通。"单沟单行"一般沟距 100cm，沟宽 50cm，深 0.6～1m；"单沟双行"一般沟距 120cm，沟宽 60cm，深 0.6～1m。开沟时，土分别堆放在沟的两侧，沟底 20cm 的沙土就地挖翻耧碎。经晾晒几天后，先将底层土耧平踩实，再分别填入下层土、上层土，每填 20cm 耧平踩实 1 次，要拾净所有瓦砾杂物。放水踏实土壤，结合回填土壤时可施入腐熟有机肥和土掺和均匀。同一块地上种植山药，可实行隔沟轮换种。

（二）播种育苗技术

1. 山药栽子栽种法

是指块茎上端较细的脖形部分，具一隐芽和茎的斑痕。在 10cm 处掰下留种。此法优点是发芽快、苗壮。

2. 山药段子栽植法

即截节繁殖，是指块茎的中上部至下部较粗的部分。

3. 零余子栽植

采摘→贮存越冬→春季沟播→秋季形成小块茎→第 2 年全

块茎栽植。

根据生产实际需要准备好种块，无论是以栽子为繁殖材料还是以茎段为繁殖材料，均需认真备种，确保种块健壮、无病害、品种纯度好、萌芽力强。

4. 种植时间

黄淮流域一般清明前后在当地气温回升到12℃以上，地温稳定达到10℃以上时种植。华北地区多在4月中下旬，长江流域多在4月上中旬，华南地区则在3—4月种植。

（1）播种方法一般采用单行条播，先于畦中央开10cm深沟，然后按照株距15~25cm将山药栽子或者段子平放沟中，浇水并待水渗后盖土8~10cm，并轻按踏实。这样便于生根发芽，10~15d出苗。

（2）施足基肥下种后到出苗前，将种植沟两侧行间土壤深翻20~30cm，施入基肥，每亩施腐熟厩肥或粪肥2 000~4 000kg，外加尿素20~25kg，过磷酸钙15kg，硫酸钾25~35kg，并与翻土充分混合。

（三）田间管理主要技术

1. 支架引蔓

山药一出苗就要及时搭支架引蔓向上生长，一般用细竹竿或树枝插搭人字架，架高以2~2.5m为宜。如因材料所限，至少也要高达1.5m。

2. 中耕填土

生长前期应勤中耕除草，一般每隔半月进行1次，直到茎蔓已上半架为止，以后拔除杂草。除草后要及时培土，以免露出地下块茎，将架外的行间土壤挖起一部分填到架内行间，使架内形成高畦，架外行间形成深20cm、宽30cm的畦沟，以便雨季排水。

3. 追肥

在茎蔓已上半架时追施肥料1次，根据植株长势，每亩施尿素 10 ~ 15cm。苗高 1.5m 时，亩施磷酸二氢钾或硫酸钾 5 ~ 7kg、过磷酸钙 8 ~ 12kg。旺苗偏少，弱苗偏多，以求全田平衡发展。以后在茎蔓满架时，如有黄瘦脱肥现象，可再追施 1 次。

4. 灌溉排水

山药为耐旱作物，生长前期不浇水，但为求丰产，也要适当浇水。一般在第 1 次追肥前后，如遇久旱不雨，土壤已白，应轻浇 1 ~ 2 次，至土壤表层润湿即可。块茎生长盛期土壤需保持湿润状态，不旱不浇；若需浇水时，宜浇跑马水；山药更怕涝，雨涝要及时排水。以后到夏秋之交，如遇干旱炎热天气持续 1 星期以上，也要清晨浇凉水抗旱。

三、病虫害防治技术

（一）炭疽病

为害茎叶。

（二）褐斑病

为害叶片，多雨、地涝时容易发生。防治方法：栽前用 1∶1∶150 倍波尔多液浸栽子和段子 10min；出苗后每隔 10 ~ 15d 喷一次 1∶1∶150 倍波尔多液，连续喷 2 ~ 3 次，以作预防；发病初期，每隔 7d 喷一次 65% 代森锌 500 倍液，连续喷施 2 ~ 3 次。

（三）小地老虎

咬断幼苗和地下块茎。防治方法：傍晚每亩摆放泡桐叶 60 ~ 80 片，叶正面朝下，次日早晨人工捕杀；每亩用 90% 晶体敌百虫 50 ~ 100g，加水 1.5 ~ 2kg 溶解后，拌入炒香的棉籽饼粉（或麦麸）5 ~ 7kg，制成毒饵，于傍晚撒在行间，诱杀幼虫。

（四）蛴螬

咬食块茎。防治方法：整地时，用 90% 晶体敌百虫配成毒土进行土壤消毒；用 90% 晶体敌百虫 1 000 ~ 1 500 倍液浇灌。

（五）叶蜂

食茎叶。5—6 月发生。防治方法：用 90% 晶体敌百虫
1 000倍液喷雾杀灭。

第十四节　板蓝根

板蓝根为十字花科植物菘蓝 *Isatis tinctoria* Fort. 的干燥叶，
其根部亦可药用，均属于我国常用中药材。菘蓝始载于《神农
本草经》，被列为上品。板蓝根味苦，性寒，归心、胃经，具有
清热解毒、凉血消斑等功效，用于治疗温病高热、神昏、发斑
发疹、痄腮、喉痹、丹毒、痈肿等症。板蓝根性味、归经同板
蓝根，具有清热解毒、凉血利咽等功效，用于治疗温疫时毒、
发热咽痛、温毒发斑、痄腮、烂喉丹痧、大头瘟疫、丹毒、痈
肿等症。现代研究证明，板蓝根主要含色氨酸、靛红烷B、葡萄
糖芸苔素、新葡萄糖芸苔素、葡萄糖芸苔素－1－磺酸盐、靛
蓝、腺苷、色胺酮等成分，具有抗病原微生物、抗炎、解热等
药理活性；板蓝根主要含有靛蓝、靛玉红、腺苷及多种异氨基
酸等，具有抗流感病毒、抗菌等药理活性。菘蓝分布区域很广，
河北、江苏、安徽、甘肃、陕西、山西、内蒙古、黑龙江等地
均有栽培，其中河北安国为板蓝根的主要道地产区。

一、概述

二年生草本。主根长圆柱形，肉质肥厚，灰黄色；茎直立
略有棱，上部多分枝，高40~120cm；基生叶有柄，叶片倒卵形
至披针形，蓝绿色，肥厚，先端钝圆，基部渐狭，全缘或略有
锯齿；茎生叶无柄，叶片卵状披针形或披针形，有白粉，先端
尖，基部耳垂形，半抱茎。复总状花序，花黄色，花梗细弱，
花后下弯成弧形。短角果矩圆形，扁平，边缘有翅，长约
1.5cm，宽约5mm，熟时黑紫色。种子1粒，稀多粒，呈长圆
形，长3~4mm。

二、栽培技术

（一）选地与整地

宜选排水良好、疏松肥沃的砂质壤土及内陆平原和冲积土种植。播种前先深翻 20~30cm，砂地可稍浅，施足基肥。基肥种类以厩肥、绿肥和焦泥灰为主。然后打碎土块，耙平。在北方雨水较少的地区作平畦，南方作高畦以利于排水，畦宽 1.5~2m，高约 20cm。

（二）繁殖方法

采用种子繁殖，4 月上旬播种，常用宽行条播或撒播。播种前先把种子浸湿，晾干后随即拌泥或细砂播种，播后再施 1 层薄粪和细土，每亩用种 1.5kg 左右。播种后 10d 左右出苗。长江以北产区，如遇茬口安排困难，可在麦收后夏播。秋播留种田可在 8 月上旬至 9 月初播种（北方应早播），幼苗在田间越冬，翌年继续培育。

（三）田间管理

1. 间苗和定苗

苗高 3cm 时，按株距 10cm、行距 20cm 进行间苗和定苗。

2. 中耕除草

中耕除草要及时，保证田间清洁无杂草。

3. 追肥

在间苗时配合施清水粪。结合中耕除草，追施一次氮肥，如腐熟稀人粪 1 000kg/亩或尿素 4kg/亩。割第二次叶后，重施腐熟粪肥，对后期生长极为重要。

4. 灌溉、排水

生长前期水分不宜太多，以促进根部向下生长，后期可适当多浇水。多雨地区和季节，畦间沟加深，大田四周加开深沟，以利排水，避免烂根。如遇伏天干旱天气，可在早晚灌水。

三、病虫害及其防治

（一）病害及其防治

（1）霜霉病：主要为害叶柄及叶片。发病初期，叶片产生黄白色病斑，叶背出现似脓样霉斑，随后叶片变黄，最后呈褐色干枯死亡。防治方法：清洁田园，处理病株；轮作；每7d喷洒1次1：1：100的波尔多液或40%乙膦铝2 000～3 000倍液，连续2～3次。

（2）菌核病：为害全株，从土壤中传染。基部叶片先发病，然后向上为害茎、茎生叶、果实。发病初期呈水渍状，后为青褐色，最后腐烂。在多雨高温的5—6月发病最重。防治方法：水旱轮作或与禾本科作物轮作；增施磷肥；开沟排水，降低田间温度；浇灌石硫合剂于植株根部；发病初期用65%代森锌、多菌灵可湿性粉剂600倍液喷雾，隔7d喷1次，连喷2～3次。

（3）白锈病：受害叶面出现黄绿色小斑点，叶背长出一隆起的外表有光泽的白色脓包状斑点，破裂后散出白色粉末物，叶畸形，后期枯死。于4月中旬发生，直至5月。防治方法：不与十字花科作物轮作；选育抗病新品种；发病初期喷洒1：1：120波尔多液。

（4）根腐病：发病适温29～32℃。防治方法：采用75%百菌清可湿性粉剂600倍液或70%敌克松1 000倍液喷雾。

（二）虫害及其防治

（1）菜粉蝶：5月起幼虫为害叶片，尤以6月上旬至下旬为害最重。防治方法：用生物农药Bt乳剂，每亩100～150g或90%敌百虫800倍液喷雾。

（2）桃蚜：一般春天为害刚出土的花蕾，使花蕾萎缩，不能开花，影响种子产量。防治方法：用40%乐果乳油1 500～2 000倍液喷杀。

第十五节 桔 梗

桔梗为桔梗科植物桔梗 *Platycodon grandiflorus* （ Jacq.） A. DC. 的干燥根，又名铃铛花、道拉基、四叶菜，为常用中药之一，始载于《神农本草经》，被列为下品。其味苦、辛，性平；归肺经；具有宣肺利咽、祛痰排脓等功效；主要用于治疗咳嗽痰多、胸闷不畅、咽痛音哑、肺痈吐脓等病症。现代研究证明，桔梗主要含有皂苷类，如桔梗皂苷、远志皂苷、远志酸等成分，还含有 α - 菠菜留醇、菊糖、桔梗聚糖等，具有祛痰镇咳、抗炎抗溃疡、降血糖降血脂、镇静镇痛、扩张血管等药理活性。桔梗为广布种，在北纬 23° ~ 55°、东经 100° ~ 145°均有分布。其中以华北、东北产量最大，称为北桔梗；华东地区品质最佳，称为南桔梗。以山东、安徽、内蒙古为主要产区。

一、概述

多年生草本，全株光滑无毛，有白色乳汁。高 30 ~ 120cm。主根纺锤形或长圆锥形，表皮淡黄白色，易剥离。茎直立。叶片卵状披针形，3 ~ 4 片轮生、对生或互生。花单生茎顶或数朵集成假总状花序；花冠阔钟状，蓝色或蓝紫色，蒴果倒卵圆形或近球形，成熟时顶端 5 瓣裂，外皮黄色。种子多数，狭卵形，有 3 棱，黑褐色有光泽。花期 7—9 月，果期 8—10 月。

二、栽培技术

（一）选地与整地

植株怕风害，在荫蔽条件下易徒长，应选避风向阳的地段。为深根作物，应选土壤深厚、疏松肥沃、有机质含量丰富、湿润而排水良好的壤土或砂质壤土，适宜 pH 值为 6 ~ 7.5。前茬作物以豆科、禾本科作物为宜。黏性土壤、低洼盐碱地会影响根部发育，收获时采挖困难，根易折断。整地时每亩施腐熟农家肥 3500kg、草木灰 150kg、过磷酸钙 30kg 作为基肥，深耕 30~40cm，使肥料与土壤充分混合，整平耙细作畦，畦高 15~20cm，宽 l~1.2m。

（二）繁殖方法

以种子繁殖为主，生产上分为直播和育苗移栽。直播产量高，根直，分叉少，便于刮皮加工，质量好，生产上多用。

春播、夏播、秋播或冬播均可，以秋播最佳。秋播于 10 月中旬以前进行；春播一般在 3 月下旬至 4 月中旬，华北及东北地区在 4 月上旬至 5 月下旬；夏播于 6 月上旬小麦收割完之后进行；冬播于 11 月初土壤封冻前进行。播前将种子用 0.3%~0.5%高锰酸钾溶液浸泡 24h 消毒，也可用 40~50℃温水浸泡 24h，覆以湿纱布，每天早晚各用温水淋 1 次，3~5d 后种子萌动即可播种。

1. 直播

条播或撒播，以条播多用。条播时在整好的畦面上按行距 20~25cm 开横沟，播幅 10~15cm、沟深 2.5~3.5cm，铲平沟底，将种子拌草木灰均匀撒于沟内，播后覆盖细土 0.5~1cm 厚，压实。撒播是将种子拌草木灰均匀撒于畦面，撒细土覆盖压实，以不见种子为度。在播后的畦面上盖草或地膜保温保湿。条播每亩用种 0.5~1.5kg，撒播每亩用种 1.5~2.5kg。

2. 育苗移栽

育苗方法同直播。一般培育 1 年后，在当年茎叶枯萎后至次春萌芽前移栽，以 3 月中旬为移栽适宜期。栽前将种根小心挖出，勿伤根系，以免发杈，除去病、残根，按大、中、小分级栽植。按行距 20~25cm 开横沟，沟深 20cm 左右，株距 5~7cm，将根垂直舒展地栽入沟内，覆土应高于根头 2~3cm，稍压，浇足水。每亩苗应保持在 5 万株左右，适量密植，有利增产。

（三）田间管理

1. 间苗、定苗和补苗

出苗后及时移除盖草或地膜。在苗高 4cm 左右时，按株距 4cm 间苗，拔去弱苗、病苗和过密苗；定苗在苗高 8cm 左右时进行。遇有缺株，宜在阴雨天补苗。

2. 中耕除草和追肥

幼苗期生长缓慢，而杂草生长较快，因此从出苗开始，应勤除草松土。松土宜浅，以免伤根。苗期须人工拔草而不宜中耕除草，以免伤害小苗。定植以后适时中耕除草，植株长大封垄后不宜再中耕除草。夏秋季应拔去田间大草，防止杂草种子成熟落地。生长期内一般追肥 4~5 次：第一次在齐苗后，每亩施腐熟人畜粪水 2 000kg 或尿素 30~35kg，以促进壮苗；第二次在 5 月下旬至 6 月中旬，此时根部快速生长，亩施腐熟人畜粪水 2 000kg 及过磷酸钙 30kg，以促进地上部分生长和根部积累营养物质；第三次在开花初期，亩施腐熟人畜粪水 2 000kg 及过磷酸钙 50kg，追肥后要向茎基部培土。入冬后施越冬肥，亩施草木灰或杂土肥 2 000kg 及过磷酸钙 30kg。收获前要少施氮肥，多施磷钾肥以促进茎秆生长，防止倒伏，促进地下根部发育充实，有利增产。

3. 灌溉和排水

播种后至苗期，要保持土壤湿润，以利于出苗和幼苗生长。植株长成后，一般不需浇水，但遇干旱时要及时浇水保苗。由于种植密度较大，高温多雨季节要及时清沟排水，防止积水引起根部腐烂。

4. 疏花疏果

花期长达 3 个多月，开花会大量消耗养分而影响根部生长。除留种外，其余植株需及时摘除花蕾，以提高根的产量和质量。人工除花蕾费时费力，摘除花蕾后侧枝又能迅速萌发，形成新的花蕾，效果并不显著。近年来，采用乙烯利除花蕾效果良好。

三、病虫害及其防治

（一）病害及其防治

（1）枯萎病：对二年生植株为害尤为严重，高温高湿易发病。发病初期芦头及茎基产生粉白色霉，后变褐呈干腐状，最后全株枯萎。防治方法：与禾本科作物轮作 3 ~ 5 年；发病季节，加强田间排水；除草时避免伤及根及茎基部，防止感染；及时拔除病株并集中烧毁，病穴及周围植株撒以石灰粉，防止蔓延；发病初期用 50% 多菌灵 800 ~ 1 000 倍液或 50% 甲基托布津 1 000 倍液喷洒茎基部。

（2）轮纹病：6 月开始发病，7—8 月发病严重，受害叶片病斑褐色近圆形，具 2 ~ 3 圈同心轮纹，上密生小黑点。多数病斑使病部扩大成不规则形，或扭曲成三角形突出，严重时叶片枯焦或提早落叶，导致植株长势较弱，影响质量和产量。防治方法：增施磷钾肥，提高植株抗病力；收获后清园，收集枯枝病叶及杂草集中烧毁；雨后及时排水，降低土壤湿度；发病初期用 1 : 1 : 100 波尔多液或 65% 代森锌 600 倍液或 50% 多菌灵可湿性粉剂 1 000 倍液或 50% 甲基托布津 1 000 倍液等喷洒，每 7 ~ 10d 喷 1 次，连喷 2 ~ 3 次。

（3）斑枯病：为害叶部，受害叶两面出现圆形或近圆形病斑，灰白色，后期变褐并密生小黑点。严重时病斑汇合成大斑，叶片枯死。防治方法：同轮纹病。

（4）紫纹羽病：为害根部，一般 7 月开始发病，从须根开始蔓延至主根，病部初呈黄白色，后呈紫褐色。根皮表面密布红褐色网状菌丝，后期形成绿豆大小的菌核，病根由外向内腐烂，破裂时流出糜渣。根部腐烂后仅剩空壳，地上植株枯萎死亡。湿度大时易发生。防治方法：多施基肥，增强抗病力；注意排水；实行轮作和消毒；亩施石灰粉 100kg，可减轻发病；发现病株及时清除，并用 50% 多菌灵可湿性粉剂 1 000 倍液或 50%

甲基托布津的 1 000 倍液等喷洒 2 ~ 3 次。

（二）虫害及其防治

（1）蚜虫：吸食嫩叶、新梢上的汁液，导致植株萎缩，生长不良，4—8 月为害。防治方法：发病时用吡虫啉 10% 可湿性粉剂 1 500 倍液，或飞虱宝 25% 可湿性粉剂 1 000 ~ 1 500 倍液或蚜虱绝 25% 乳油 2 000 ~ 2 500 倍液或赛蚜朗 10% 乳油 1 000 ~ 2 000 倍液等喷洒全株，并在 5 ~ 7d 后再喷洒 1 次。

（2）小地老虎：从地面咬断幼苗，或咬食未出土的幼芽。防治方法：人工捕捉；将玉米面、糖、酒、敌百虫等按适当比例混合制成毒饵诱杀。

（3）红蜘蛛：以虫群集于叶背吸食汁液，为害叶片和嫩梢，使叶片变黄脱落；花果受害造成萎缩干瘪。蔓延迅速，为害严重，以秋季天旱时为甚。防治方法：收获前将地上部分收割销毁，减少越冬基数；发病时用 40% 水胺硫磷 1 500 倍液或 20% 双甲脒乳油 1 000 倍液喷雾。

第十六节　远　志

远志为远志科植物远志 *Polygala tenuifolia* Willd. 或卵叶远志 *Polygala sibirica* L. 的干燥根，属于传统中药，始载于《神农本草经》，被列为上品。其味苦、辛，性温；归心、肾、肺经；具有安神益智、交通心肾、祛痰、消肿等功效；用于治疗心肾不交引起的失眠多梦、健忘惊悸、神志恍惚，咳痰不爽，疮疡肿毒，乳房肿痛等病症。现代研究证明，远志主要含有皂苷、生物碱及糖酯类成分，具有镇咳祛痰、镇静催眠、降压、改善脑功能、促进体力和智力、抗炎、抗诱变等药理活性。远志主要分布于西北、东北、华北和西南地区，主产于山西、陕西、河北、河南、山东、辽宁、吉林等地。山西、陕西两省产量最大，质量好，为远志的主要道地产区。

一、概述

多年生草本植物。根圆柱形，木质，较粗壮。茎直立或斜上，多数，较细，由基部丛生，细柱形，质坚硬，绿色，上部多分枝。单叶互生，叶片线形或线状披针形，全缘，叶柄短或近于无柄。总状花序，花小，稀疏；萼片5，其中2枚呈花瓣状，绿白色；花瓣3，淡紫色，其中1枚较大，呈龙骨瓣状，先端着生流苏状附属物；雄蕊8，花丝基部合生；雌蕊1枚，子房倒卵形，扁平，2室，花柱线形，弯垂，柱头2裂。蒴果扁平，倒圆心形，边缘狭翅状，基部有宿存的萼片，成熟时边缘开裂。种子2枚，卵形，微扁，棕黑色，密被白色细茸毛，上端有发达的种阜。花期5—7月，果期6—8月。

二、栽培技术

（一）选地与整地

应选择向阳、地势较高、排水良好的壤土或砂壤土栽种。翻地时须施足底肥，亩施腐熟厩肥2 500～3 000kg、过磷酸钙50kg，深翻25～30cm，然后耙平整细，作平畦。

（二）繁殖方法

种子繁殖为主，也可用根段繁殖。

1. 种子繁殖

直播或育苗移栽。直播，春播在4月中下旬，夏播在6—8月，秋播在9月下旬至10月上旬。一般先在整好的畦中浇足水，待水下渗后再播种。亩用种1～1.5kg，播前用水或0.3%磷酸二氢钾水溶液浸种1昼夜，捞出后与3～5倍细沙混合，在畦内按行距20～30cm开约1cm浅沟，将混匀的种子均匀撒入沟中，上盖未完全燃尽草木灰1.5～2cm，以不露种子为宜，稍加镇压，视墒情浇水。秋播用当年种子，翌年春出苗。育苗移栽，3月上中旬进行，在苗床上条播，覆土约1cm，保持苗床湿润，温度控制在 15～20℃ 为佳，播后约 10d 出苗，待苗高 5cm 时定植。定植在阴雨天或午后进行，保持株行距（3～6）cm ×（15～20）cm。

2. 根段繁殖

选择健壮、无病害、色泽新鲜、粗 0.3～0.5cm 的根部，短截成 1～1.5cm 小段，在 4 月上旬开始下种。在整好的地内，按行距 15～20cm 开沟，每隔 10～12cm 放短根 2 段或 3 段，然后覆土。

（三）田间管理

1. 中耕除草

植株苗期生长缓慢，生长期要经常除草松土。根系较深，中耕可稍深，有利于消灭杂草，促进根系呼吸，加速土壤有机质分解和土壤风化，保持土壤水分，提高土壤温度，避免土壤板结和发生病虫害。

2. 追肥

多年生深根系植物，种植周期多年，基肥施足后从出苗到当年大冻之前不再施肥。其间根据墒情适时浇水，次数不宜过多。当年冬天地上茎枯萎后，再进行施肥并浇冬灌水。每亩施复合磷肥 40～50kg，为第 2 年生长打好基础。每年 6 月中旬至 7 月中旬，每亩喷 1% 硫酸钾 50～60kg 或 0.3% 磷酸二氢钾 80～100kg，每隔 10d 喷 1 次，连喷 2～3 次，喷施时间在 17 时以后为佳。喷钾肥可增强植株抗病能力，促进根部生长和膨大，提高产量。

3. 灌溉、排水

耐旱能力较强，种子萌发期和幼苗期须适量浇水，保证出苗顺利，生长后期通常不浇水。雨季注意及时清沟排水，防止田间积水，避免烂根死亡。

三、病虫害及其防治

（一）病害及其防治

（1）根腐病：多雨季节发生，为害根部。发病初期，根和根茎局部变成褐色、腐烂；叶柄基部发生褐色、棱形或椭圆形烂斑，最后叶柄基部烂尽、叶子枯死、根茎腐烂。防治方法：发现病株及时拔除、烧毁，病穴用 10% 石灰水消毒；发病初期用 50% 多菌灵 1 000 倍液喷灌，隔 7～10d 喷 1 次，连喷 2～3 次。

（2）叶枯病：高温季节易发生，为害叶片。先从植株下部叶片开始发病，逐渐向上蔓延。发病初期叶面产生褐色圆形小斑，随后病斑不断扩大，中心呈灰褐色，最后叶片焦枯、植株死亡。防治方法：喷洒代森锰锌 800～1 000 倍液或瑞毒霉 800 倍液，每 7d 喷 1 次，2 次可控制病害。

（二）虫害及其防治

（1）蚜虫：5 月下旬至 6 月上旬为害植株嫩叶，吸食汁液，使叶片皱缩卷曲，影响光合作用。防治方法：喷洒 1.45% 阿维吡可湿性粉剂 0.1% 溶液或 40% 乐果乳剂 2 000 倍液，每 7d 喷 1 次，连喷 2 次。

（2）豆芜菁：以成虫为害植株叶片，尤喜食幼嫩部位。将叶片咬成孔洞或缺刻，甚至吃光。防治方法：冬季深翻土地，消灭越冬幼虫；清晨网捕成虫；喷洒 2.5% 敌百虫粉剂，每亩 1.5～2.5kg，或喷施 90% 晶体敌百虫 1 000 倍液，每亩 60～70kg，或用 5～10mg/L 的敌杀死喷杀，连喷 2 次，相隔 5～7d。

第十七节　柴　胡

柴胡为伞形科植物柴胡 *Bupleurum chinensis* DC. 或狭叶柴胡 *Bupleurum seorzonerifolium* Willd. 的干燥根。由于性状不同，前

者习称为北柴胡,又名硬柴胡,后者习称为南柴胡,又名软柴胡、红柴胡、香柴胡。柴胡属于传统中药,始载于《神农本草经》,被列为上品。其性辛、苦、微寒;归肝、胆、肺经;具有疏散退热、疏肝解郁、升举阳气等功效;主要用于治疗感冒发热、胸胁胀痛、月经不调等病症。现代研究证明,柴胡主要含有柴胡皂苷 a、c、d 及侧金盏花醇、柴胡醇、白芷素、多种甾醇、挥发油、多糖等成分,具有解热、镇静、镇痛、保肝、降压、抗菌、抗炎、预防消化道溃疡、抑制流感病毒及促进肝细胞核的核糖核酸和蛋白质合成等药理活性。野生柴胡分布于我国长江以北、海拔 2 300m 以下干旱向阳的山坡或沙质草原的灌缘、路边、草丛、疏林间。近年来,柴胡的人工栽培面积逐渐扩大,主要种植于甘肃、山西、陕西、黑龙江、内蒙古等省区。此处仅介绍柴胡的栽培技术。

一、概述

多年生草本,高 40~70cm。主根质坚硬,有较多侧根。茎直立,2~3 个丛生,稀单生,略呈"之"字形弯曲。基生叶线状倒披针形或倒披针形,茎生叶剑形、长圆状披针形至倒披针形。花序多分歧,腋生兼顶生,复伞形花序,伞梗 4~10,小伞梗 5~10;花瓣黄色;花柱基扁平。双悬果广椭圆形至椭圆形,果棱明显。花期 7—9 月,果期 9—10 月。

二、栽培技术

(一) 选地与整地

1. 育苗地

宜选背风向阳、光照良好的平地,土质以土层深厚、疏松、肥沃、湿润、排水良好的砂质壤土为佳,施足基肥、翻耕、耙平整细作畦。

2. 种植地

选土质疏松肥沃，排水良好的壤土、砂质壤土或偏砂性的轻黏土为种植地，坡地、荒山、荒地均可，不宜选低湿地。忌连作，前茬可选甘薯、小麦和玉米地等。选好地块后，翻耕 20 ~ 30cm 深，整地前施入充分腐熟的农家肥 3 000 ~ 5 000kg/亩，配施少量磷肥和钾肥，整细耙平，作成宽 1. 2 ~ 1. 5m 的畦。

（二）繁殖方法

1. 种子处理

当年种子秋播时无须任何处理，结合整地，当时播种，既经济实用，出苗率又高。春播时将种子用 30℃ 温水浸泡 24h，中间更换 1 次水，同时除去漂浮瘪粒、小果柄等杂质。若用 0.1% 高锰酸钾溶液浸种，还可起到杀菌作用。然后在 15 ~ 25℃ 条件下催芽，至种子露白后再播，更有利出苗。

2. 种子直播

分为秋播、春播。秋播应在霜降前，春播宜在 3 月下旬至 4 月上旬。按行距 20cm，深度 1cm 左右开沟。柴胡种子细小，播种时要拌入 2 ~ 3 倍细湿沙，保证种子撒播均匀，且不至于密度太大。播后覆土，稍加镇压。播种量 1.5kg/亩左右。无论秋播还是春播，播种后若盖上细软的草帘子，除有保湿功能外，还能有效防止土壤干燥结块，小苗即将出土前撤去草帘。由出苗到齐苗需 10 ~ 15d。播种后到出苗期间要保持土壤湿润，防止因干旱造成根芽干瘪。灌溉时间应选择气温较低的清晨进行，小苗出齐后要适当控制水量，避免徒长。

3. 育苗移栽

育苗应在 3 月下旬至 4 月中上旬进行。作畦，畦高 5cm，畦宽 1. 0 ~ 1. 2m。行距 10 ~ 15cm，条播，其他措施与直播相同。保持土壤湿润，高温时注意通风，育苗移栽最大优点是小苗比直播苗可提前生长 30d 左右。移栽应在小苗长出 4 ~ 5 片真叶或高度在 5～6cm 时进行，在整好的移栽地上按行距 20cm 开沟，沟深 10cm，移出苗须带土，按株距 5～10cm 栽植，灌溉，7～10d 可正常生长。

（三）田间管理

1. 间苗、除草和松土

幼苗生长缓慢，此时各种杂草生长较快，应及时松土除草。株高 5～6cm 时间苗，按株距 5～10cm 定苗，缺苗要补栽。7 月、8 月是植株生长旺盛期，要对根部进行少量培土，防止倒伏。

2. 追肥

第一年 5 月下旬，追施少量氮肥；8 月上旬、下旬再进行 2 次叶面喷肥，以磷、钾肥为主，如浓度为 0.3%～0.5% 的磷酸二氢钾，或用 1%～2% 的磷、钾肥水溶液浇灌根部。第 2 年返青前可撒盖腐熟有机肥，用量为 1 000kg/亩；6 月下旬、7 月中旬再进行以磷、钾肥为主的叶面喷肥。

3. 灌溉排水

出苗前要保持畦面湿润，在多雨季节应注意排水，防止积水烂根。雨天过后要及时松土，提高土壤透气性，减少病害发生。

4. 平茬

当年抽茎的植株在孕蕾期将其割去，以促进根的生长发育。翌年 8 月以后开花所结种子往往不够饱满，可进行平茬，即将花序顶端割除，这不但能提高留种质量，还能促进根的生长发育和营养物质积累，提高药材产量。

5. 盖土防寒

上冻前加盖一层防寒土，可保证植株顶芽安全越冬。

三、病虫害及其防治

（一）病害及其防治

（1）斑枯病：主要为害叶片，叶片上病斑近圆形或圆形，边缘较深，上面生有黑色小点，严重发病时，病斑连成一片，导致叶片枯死。防治方法：植株枯萎后清园，或烧或深埋；合理施肥、灌水。雨天及时排水；发病前喷洒 1∶1∶160 波尔多液；发病后喷施 40% 代森锌 1 000 倍或 50% 多菌灵 600 倍液，每 7~10d 喷 1 次，连续 2~3 次。

（2）根腐病：多发生在高温季节，发病初期只是有个别支根和须根变褐腐烂，后逐渐向主根扩展，终至全部腐烂，只剩下外表皮，最后植株成片枯死。防治方法：定植时严格剔除病株，所选种苗根部用 50% 托布津 1 000 倍液浸根 5min，晾干后再栽植；雨天及时排水，改善田间通风透光，降低田间湿度；发病后喷施 40% 代森锌 1 000 倍或 50% 多菌灵 600 倍液，每 7~10d 喷 1 次，连续 2~3 次。

（3）锈病：多发生在 5—6 月，为害茎叶。叶背和叶基有镶黄色夏孢子堆，破裂后有黄色粉末随风飞扬。被害部位造成穿孔，茎叶早枯。防治方法：收获后将残株病叶集中烧毁；发病初期喷洒 80% 代森锰锌可湿性粉剂（1∶800）~（1∶600）倍液或敌锈钠 400 倍液。

（二）虫害及其防治

（1）黄凤蝶：6—9 月发生，幼虫为害叶、花蕾，咬成缺刻或仅剩花梗。

（2）赤条椿象：6—8 月发生为害。成虫或若虫吸取茎叶汁液，使植株生长不良。防治方法：黄凤蝶幼虫和赤条椿象都可用 80% 晶体敌百虫 800 倍液或 40% 乐果乳油 1 000~1 500 倍液防治。

（3）蚜虫：为害茎梢，常密集成堆吸食内部汁液。防治方法：及时清理田间杂草与枯枝落叶；田间悬挂刷有不干胶的黄板进行粘杀；喷洒 40% 乐果 1 000 ~ 1 500 倍液。

第十八节　黄　芪

黄芪，为豆科植物蒙古黄芪 *Astragalus membranaceus* (Fisch.) Bge. 的干燥根。主产于内蒙古、山西、甘肃、河北、黑龙江、吉林、宁夏、陕西、青海等省区。

一、栽培技术

（一）选地与整地

黄芪是深根性植物，平地栽培应选择地势高、排水良好、疏松而肥沃的砂壤土；山区选择土层深厚、排水好、背风向阳的山坡或荒地种植。土壤瘠薄、地下水位高、土壤湿度大、低洼易涝，均不宜种植黄芪。以秋季翻地为好。一般深翻 30 ~ 45cm，结合翻地施基肥，亩施充分腐熟符合无害化卫生标准的农家肥 2 500 ~ 3 000kg，过磷酸钙 25 ~ 30kg；春季翻地要注意土壤保墒，然后耙细整平，做畦或垄，一般垄宽 40 ~ 45cm，垄高 20cm，排水好的地方可做成宽 1.2 ~ 1.5m 的宽畦。

（二）繁殖方法

黄芪繁殖可用种子直播和育苗移栽的方法。直播的黄芪根条长，质量好，但采收时费工；育苗移栽的黄芪保苗率高，产量高，但分权多，外观质量差。

1. 留种及采种

秋季收获时，选植株健壮、主根肥大粗长、侧根少、当年不开花的根留作种苗，挖起根部，剪去根下部，从芦头下留 10cm 长的根。栽植于施足基肥的畦田中，株行距 25cm × 40cm，开沟深度 20cm，将种根垂直放于沟内，芽头朝上，芦头顶离地面 2 ~ 3cm，覆土盖住芦头顶 1cm 厚，压实，顺沟浇水，再覆土

10cm 左右，以利防寒保墒，早春解冻后，扒去防寒土。7—9 月开花结籽，待种子变为褐色时采摘荚果，随熟随摘。晒干脱粒，去除杂质，置通风干燥处贮藏备用。

2. 种子处理

黄芪种子具有硬实特性，播种前应对种子进行处理，常用下列方法。

（1）沸水催芽：先将种子放入沸水中急速搅拌 1min，立即加入冷水将温度降至 40℃，再浸泡 2h，然后把水倒出，种子加麻袋等物闷 12h，待种子膨胀或外皮破裂时播种。

（2）细沙擦伤：在种子中掺入细沙揉搓摩擦种皮，使种皮有轻微磨损，以利于吸水，能大大提高发芽率，处理后的种子置于 30~50℃ 温水中浸泡 3~4h，待吸水膨胀后播种。一般此方法常用。

（3）硫酸处理：对晚熟硬实的种子，可用浓度为 70%~80% 的硫酸浸泡 3~5min，取出迅速置于流水中冲洗半个小时后播种。

3. 种子直播

春、夏、秋三季均可播种。春播于 4 月下旬至 5 月上旬，一般地温达到 5~8℃ 时即可播种。夏播于 6 月下旬至 7 月上旬。秋播于 10 月下旬至地冻前 10d 左右进行播种较好。

播种方法主要采用条播和穴播。条播按 20~30cm 行距，开 3cm 深的浅沟，种子均匀撒入沟内，覆土 1~2cm，每亩播种量 2~2.5kg。播种后当气温达到 14~15℃，湿度适宜，10d 左右大部分即可出苗。穴播在垄上 20~25cm 距离开穴，每穴点 4~5 粒种子，覆土 3cm 厚，每亩播种量约 1kg。

4. 育苗移栽

选土壤肥沃、排灌方便、疏松的砂壤土，要求土层深度 40cm 以上。在春夏季育苗，可采用撒播或条播。撒播直接将种子撒在平畦内，覆土 2cm，每亩用种子量 7kg，加强田间管理，适时清除杂草；条播按行距 15～20cm 播种，每亩用种量 5kg 左右。可在秋季取苗贮藏到翌年春季移栽，或在田间越冬，翌年春季边挖边移栽。起苗时应深挖，严防损伤根皮或折断苗根。一般米用斜栽，株行距 15cm×30cm，选择直而健康无病、无损伤的根条，栽后压实浇水，或趁雨天移栽，利于成活。

（三）田间管理

1. 间苗、定苗、补苗

无论是直播或育苗一般于苗高 6～10cm 时进行间苗。当苗高 15～20cm 时，按株距 20～30cm 定苗。如遇缺苗，应带土补植。

2. 松土除草

苗出齐后即进行第一次松土除草。此时幼苗小根浅，以浅除为主，以后每年于生长期视土壤板结情况和杂草长势进行松土除草，一般进行 2～3 次即可。

3. 追肥

定苗后，为加速苗的生长，每年结合中耕除草追肥 2～3 次。要追施氮肥和磷肥，一般每亩追施硫酸铵 15～20kg、硫酸钾 7～8kg、过磷酸钙 10kg。花期每亩追施过磷酸钙 5～10kg、氮肥 7～10kg，促进结实和种熟。在土壤肥沃的地区，尽量少施化肥。施肥时在两株之间刨坑施入，施后覆土盖严。

4. 排灌

黄芪"喜水又怕水"，管理中要注意灌水和排水。在种子发芽期和开花结荚期有两次需水高峰，幼苗期灌水应少量多次；开花结荚期可视降雨情况适量浇水。在雨季土壤湿度大，易积水地块，应及时排水，以防烂根。

5. 打顶

为了控制地上部分生长，减少养分的消耗。除留种田以外，于 7 月末以前进行打顶，割掉地上部分的 1/4，用以控制植株高度，这样有利于黄芪根系生长，提高产量。

二、病虫害及其防治

（一）病害

（1）白粉病：主要为害叶片，炎热干旱时易发生。初期叶背面发生白粉病斑，严重时整个叶片两面变成白色，像上一层白霜，后期整个叶片被一层白粉所覆盖，叶柄和茎部也有白粉。可造成早期落叶或整株枯死。

防治方法：①加强田间管理，合理密植，注意株间通风透光。②实行轮作，但不要与豆科植物和易感染此病的作物轮作。③发病初期用 25% 粉锈宁可湿性粉剂 800 倍液或 50% 多菌灵可湿性粉剂 500～800 倍液，每隔 7～10d 喷 1 次，连续喷 2～3 次。④用 75% 百菌清可湿性粉剂 500～600 倍液，每隔 7～10d 喷 1 次，连续喷 3～4 次。

（2）根腐病：主要为害根部，多发生在高温多雨的季节，造成烂根。先在根部表皮发生褐色水渍状不规则病斑，然后向根部扩大蔓延，使根侧部或大部分变黑而腐烂，地上部分的茎叶自上而下萎蔫、枯黄，以致死亡。

防治方法：①整地时进行土壤消毒，注意排水，降低田间湿度。②发现病株及时拔除烧毁，病穴用生石灰消毒防止蔓延。③发病初期用 50% 多菌灵 800～1 000 倍液喷雾进行防治。

（3）锈病：主要为害叶片，发病时叶背面生有大量锈菌孢子，常聚集在叶中间成一堆，锈菌孢子堆周围红褐色至暗褐色。

防治方法：①实行轮作，合理密植。②收获后彻底清除田间病残体。③注意开沟排水，降低田间湿度。④发病初期用 80% 代森锰锌可湿性粉剂 600～800 倍液喷雾。

（二）虫害

（1）食心虫：为害黄芪果实，钻进果内吃掉种子，影响采种。

防治方法：①及时消除田间杂草，处理枯枝落叶，减少越冬虫源。②于盛花期和结果期各喷洒乐果乳油1 000倍液1次。③种子采收前每亩可喷5%西维因粉剂1.5～2.0kg。

（2）蚜虫：是黄芪幼苗期的主要害虫，为害黄芪幼嫩部分及花穗。使幼苗变态，卷曲，致使植物生长不良，造成落花、空荚，甚至枯萎致死。严重影响种子和商品根的产量。

防治方法：用40%乐果乳油1 500～2 000倍液或2.5%敌百虫粉剂，每3d喷1次，连续2～3次。

（3）芫菁：主要为害嫩茎、叶、嫩荚等幼嫩部分，严重的可在几天之内将植株吃成光秆。

防治方法：①冬季翻耕土地，消灭越冬幼虫。②人工网捕成虫。③用西维因粉效果较好或用2.5%敌百虫粉剂喷粉，每亩1.5～2.0kg。

第十九节　防　风

一、概述

防风为伞形科防风属植物，以干燥根入药。中药名防风。别名关防风、东防风等。主要分布于黑龙江、吉林、辽宁、河北、山东、山西、内蒙古、陕西和宁夏等省区。防风含升麻素、升麻素苷、5-O-甲基阿密茴醇苷等色原酮类化合物，此外尚含有木蜡酸为主的长链脂肪酸等。防风味辛、甘，性温，归膀胱、肝、肾经；具有解表祛风、止痉的功能；主要用于治疗感冒头痛、风湿痹痛、风疹瘙痒、破伤风等症。

二、栽培技术

（一）选地、整地

1.选地

防风对土壤要求不十分严格，以地势高燥的向阳土地，土壤以疏松、肥沃、土层深厚、排水良好的沙质土壤最适宜。黏土、涝洼、酸性大或重盐碱地不宜栽种。

2. 整地

防风为深根植物，2 年生根长可达 50 ~ 70cm。因此在秋天要求对土地进行深翻达 40cm 以上，早春整平耙细，拾净根茬和杂物，为防风生长创造良好的基础条件。为满足多年生防风生长、发育对营养成分的需要，必须施足基肥，每公顷施腐熟农家肥 45 000 ~ 60 000kg，加入过磷酸钙 300 ~ 450kg 或磷酸二铵 120 ~ 150kg，施肥要均匀。一般于秋天深翻前施入地表面，然后翻入耕层。最迟要在整地作畦前施入，然后作畦，一般畦宽 120cm，畦沟宽 30cm，沟深 15cm，畦长可根据地势而定，以方便苗期田间管理为度。

（二）繁殖方法

防风既可种子繁殖，也可用根段繁殖。生产上以种子繁殖为主。

1. 种子繁殖

可采用直播和育苗移栽。

（1）育苗移栽：露地在早春 4 月上中旬气温达到 15℃ 以上时进行，以条播为宜。播种前 3 ~ 5d 用温水浸泡处理精选好的种子。用 35℃ 的温水浸泡 24h，使其种子充分吸水，以利于发芽。浸泡要做到边搅拌边撒种子，捞出浮在水面上的瘪籽和杂质，将沉底的饱满种子泡好后取出，稍晾后播种。在整好的畦面上开横沟，行距 15 ~ 20cm，沟深 2 ~ 3cm（壤土稍浅，沙土略深），将种子均匀地播撒在沟内，覆土 1 ~ 1.5cm 厚，待稍干进行踩压保墒。每公顷用种量 37.5 ~ 45.0kg。育苗 1 年即可移栽。于翌春 3—4 月幼苗"返青"前，在整好的移栽田内，按行距 15 ~ 18cm 横向开沟栽移，沟深 10 ~ 15cm，株距 8 ~ 10cm；也可穴栽，穴距 10 ~ 20cm，每穴栽两株，栽植时要栽正、栽稳，使根系舒展。栽后覆土压实，栽后普浇 1 次定根缓苗水，提高栽植成活率。

（2）直播：播种方法与育苗移栽方法基本一致，但行距要加大到 25～30cm，每公顷用种量降至 15.0～22.5kg。

2. 根段繁殖

利用根段萌生的根茎。早春防风苗未萌发前，截取 5cm 长的根段，在整好的畦面上开横沟，行距 30cm，将根段均匀地放入沟内，株距 15～20cm，栽后覆土，浇水保墒。每公顷用根段 525～600kg。

（三）田间管理

1. 苗期管理

（1）抗旱保墒：播种至出苗期管理十分重要。此期间要采取一切抗旱保墒措施，压、踩、搂、轧等因地、因时并用，确保播种层内有充足的土壤水分，满足其萌发需要，严防土壤"落干"和种子"芽干"的现象发生，力争达到苗全、苗壮。

（2）除草松土：田间和畦面生长出杂草，严重影响幼苗生长，要求见草就除，防止草荒。进行中耕松土 2～3 次，为幼苗根系生长改善环境，促使根系深扎，达到壮苗的目的。

（3）间苗定苗：幼苗出土后 15～20d，苗高达 3～5cm，进行间苗，防止小苗过度拥挤，生长细弱。生长到一个月左右，苗高达 10cm 以上时，进行最后定苗。

2. 生长期管理

（1）追肥浇水：在沙质土壤播种或遭遇严重干旱天气时，在定苗后适当追肥浇水，每公顷追施尿素 120～150kg，硫酸钾 45～75kg，追肥后及时浇水。

（2）中耕除草：生长期间仍然有一部分杂草在不同时期生长出来，要结合中耕松土及时拔除，经常保持畦面无杂草。

（3）排洪防漠：防风生长的旺盛时期在 6—8 月，正逢雨季，田（畦）间发生洪涝和积水时要及时排除，并随后进行中耕，保持田间地表土壤有良好的通透性，以利于根系正常生长。

（4）打薹促根：防风翌年将有80%左右植株抽薹开花结实，植株开花以后，地下根开始木质化，严重影响药材的质量，为此，翌年开始，除留种田外，必须将花薹及早摘除。一般需进行2~3次，见薹就打掉，避免开花消耗养分，影响根的生长、发育。

三、病虫害防治

（一）病害

主要病害有白粉病、根腐病、斑枯病等。

1. 白粉病

常于夏、秋季发生。被害叶片两面呈白粉状斑，后期逐渐长出小黑点（病菌的菌囊壳），严重时使叶片早期脱落。防治方法：冬前清除病残体，集中销毁，减少田间侵染源；发病初期用15%粉锈宁800倍液或50%多菌灵1 000倍液喷雾，每隔7~10d交替使用，共喷2~6次。

2. 根腐病

在高温多雨季节发生，被害后根际腐烂，叶片逐渐萎蔫，变黄，最后整个植株枯死。防治方法：初发病时拔除病株，病穴内撒生石灰消毒。

3. 斑枯病

一般在7月发病，8月为发病盛期。发病后，叶片两面都生有病斑，病斑圆形或近圆形，直径2~5mm，褐色，边缘深褐色，上面密被小黑点，病情严重时叶片全部枯死。高温、高湿、持续阴雨天气最易发病。防治方法：秋末要搞好清园工作，彻底清除田间病残体，集中深埋或烧毁，以减少越冬菌源量；发病初期及时拔除病叶，并用50%多菌灵500倍液或70%代森锰锌500倍液喷雾防治。

（二）虫害

为害防风的害虫主要有黄凤蝶、黄翅茴香螟等。

1. 黄凤蝶

一般多在 5 月发生。幼虫咬食叶片及花蕾，严重时叶片全部被吃光。防治方法：应在 3 龄前消灭，3 龄以前害虫尚幼小，可以进行人工捕杀；幼龄期用 90% 敌百虫 800 倍液喷雾防治。

2. 黄翅茴香螟

多在现蕾期发生，幼虫在花蕾上结网，咬食花和果实，使防风不能结实，严重时防风完全没有种子。防治方法：害虫发生时，于早晨或傍晚用 90% 敌百虫 800 倍液喷雾防治。

第三章　全草类及叶类

第一节　薄　荷

一、概述

薄荷为唇形科薄荷属植物。以干燥地上部分入药。中药名薄荷。别名苏薄荷、南薄荷等。主产于江苏、江西、安徽、河北、四川等省，全国各地均有栽培。全草含挥发油（精油、薄荷油），油中主要成分为薄荷脑、薄荷酮、薄荷醇、乙酸薄荷脂等，以及木犀草素、圣草酚等黄酮类成分等。薄荷性凉，味辛；具有宣散风热、清头目、透疹的功能，主治风热感冒、风温初起、头痛目赤、风疹麻疹等症。

二、栽培技术

（一）选地、整地

育苗地和种植地均宜选择疏松肥沃、排水良好的砂壤土，忌选择黏土和低洼地种植。薄荷忌连作，作为播种用地，应是近二三年未种过薄荷的且便于灌溉的地方。在种植前结合翻地，每公顷施腐熟厩肥 30 000 ~ 45 000kg、过磷酸钙 225kg 作为基肥，耕深为 20 ~ 25cm，把细整平作宽 120cm 的高畦，畦沟宽40cm，畦面呈瓦背形，四周开好排水沟。

（二）繁殖方法

有根茎繁殖、茎秆繁殖、匍匐茎繁殖、种子繁殖、地上枝条繁殖、分株繁殖和扦插繁殖等，生产上以根茎繁殖为主。

（1）根茎繁殖：一般于 10 月上旬到下旬进行栽种。种用根茎要随挖随栽，挖出地下根茎后要选择节间短而粗壮、色白、无病虫害的根茎作为繁殖材料。种用根茎切成 6～10cm 长的小段栽种，每段有节 2～3 个，然后在整好的畦面上按行距 25cm 开横沟，深 6～10cm。将种用根茎栽培于沟内，密度以根茎首尾相接为好。覆土 6～8cm，稍加镇压。每公顷需用根茎 1 125～1 500kg。

（2）茎秆繁殖：头刀收割时，取植株下部不带叶子的茎秆作为繁殖材料。切成段，每段有节 2～3 个，取材后必须立即进行播种以免使材料失水干燥，影响出苗，若取材后不能马上播种，则应把取下来的材料马上放在阴凉处，并且适当洒水，绝不能堆放于风吹日晒处，以防止发热和干萎。每公顷需茎秆 1 500～2 250kg，以条播为宜，在整好的畦面上开横沟。沟深 6～10cm，行距 25cm，把茎秆小段均匀播于沟内，随即覆土压实。由于此时正处于炎热，气温高，空气干燥的时期，因此，为了确保出苗，播种应在 16 时以后，坚持随取材、随播种、随覆盖，播种后浇透水一次，并在畦面上覆盖稻草，经 10～14d 即可出苗。

（3）匍匐茎繁殖：头刀收割后，可利用锄下来的匍匐茎，切成 10cm 左右长的根茎进行播种，其方法和管理措施与茎秆繁殖基本相同。节上潜伏芽在适宜的土壤温度、湿度条件下，能萌发成苗，从节上长出不定根，形成一新的植株。

（4）种子繁殖：目前生产上栽培的品种主要是从野生薄荷中通过长期的人工选择选出来的，并利用无性繁殖将其优良的性状逐步固定下来，但就其遗传性来看，它是一种高度的异质结合体，因而通过有性繁殖所得到的种子其后代分离比较大，大部分表现出原来野生性状，形态特征变化也较大，精油的品质也参差不齐，有时尽管大部分植株生长旺盛，但含油量却很低，原油中含薄荷脑量也极少，香味较次，且幼苗生长缓慢，故生产上不采用，仅仅作为选种、育种上单株选择的材料。

（三）田间管理

1. 中耕除草

当苗高约 10cm 时，开始第一次中耕除草，要浅锄，以后在植株封垄前进行第 2 次中耕除草，仍需浅锄，8 月收割后进行第 3 次中耕除草，可略深一些，并除去部分根状茎，使其不至过密，以后再视其杂草情况除草 1~2 次，中耕时每隔 6~10cm 留苗一株。薄荷栽种 2~6 年后须换地栽种，以减少病虫害发生。

2. 追肥

每次中耕前都应该追肥一次，结合中耕将肥料埋入行间。肥料以氮肥为主，每公顷施尿素 150~225kg，每次可结合施入充分腐熟的厩肥 30 000kg，秋收后还应施入厩肥和磷肥，以利于下一年的生长、发育。

3. 灌溉和排水

薄荷的地下根茎和须根入土较浅，因此耐干旱性和抗涝性均较弱，在茎、叶生长期需要充足的水分，尤其是生长期，根系尚未形成，需水更为迫切，如遇干旱，土壤干燥，应及时进行灌溉。灌溉时不能让水在地里停留时间太长，否则会影响根的呼吸作用，导致烂根。植株封畦后，开花前遇到干旱缺水会引起植株脱叶，应酌情灌水，灌水量视土壤的干旱情况而定。排水工作和灌水工作一样重要，尤其是梅雨季节，阴雨连绵，田间积水，不但影响生长，增加落叶率，且容易发生病害。因此必须事先开好排水沟，做到雨停沟内无积水。

4. 轮作

薄荷是一种需肥量较多的作物，对土壤肥力消耗较大，若连作时间长，不但消耗肥力大，病虫害多，所需的某种微量元素重度缺乏，影响植株正常生长，且地下根茎纵横交错，土壤结构不良，长出的苗株细弱无力，影响植株的正常生长和产量、质量。因此,宜每年调换 1 次茬口。连作时间最多不得超过 6 年。

5. 摘心

薄荷产量的高低,取决于单位面积上植株的叶片数和叶片的含油量。在一定的密度的情况下,于一定时间摘掉主茎顶芽,削弱顶端生长优势,可促进腋芽生长、发育成为分枝,增加分枝和叶片数。在田间密度较小的条件下,摘掉顶芽主茎对单位面积的产油量有一定的效果。摘顶芽时以摘掉顶部 2 片幼叶为度,在 5 月中旬的晴天中午进行,以利于伤口愈合。去掉顶芽后应追一次速效肥,以加速萌发新芽,注意在植株茂密的情况下不宜摘心。

三、病虫害防治

(一) 为害薄荷的病害

主要有锈病、斑枯病、缩叶病、白粉病等。

1. 锈病

在连阴雨或者过分干燥和缺肥情况下最易发生。常于 5—10 月发生,为害叶、茎。初发病时,在植株中、下部叶片背后有黄褐色斑点凸出。叶片正面出现黄褐色斑点。严重时,叶片背部的斑点密集,叶片黄萎翻卷,以至于全株枯死。防治方法:及时排水,降低湿度;发病前用 1∶1∶120 波尔多液喷雾;发病初期用 25% 粉锈宁 1 000 倍喷雾防治。

2. 斑枯病

叶片生有暗绿色的病斑,后逐渐扩大,呈近圆形或不规则形,直径 2~4mm,褐色,中部退色,病斑上生有黑色小点,即病原菌的分生孢子器。为害严重时,病斑周围的叶组织变黄,早期落叶。防治方法:秋收后收集残茎枯叶并烧毁,减少越冬病源;加强田间管理,雨后及时清沟排水,降低田间湿度,减轻发病;发病初期用 1∶1∶160 波尔多液或 70% 甲基托布津可湿性粉剂1 500～2 000倍液喷雾，每隔7～10d喷1次，连续2～3次。

3. 缩叶病

发病植株细弱矮小，叶片小而脆。严重时，病叶下垂、枯萎、脱落，甚至全株死亡。其发病原因与蚜虫为害有关。防治方法：及时、彻底防治蚜虫和拔出病株，防止蔓延。

4. 白粉病

发病后叶表面，甚至叶柄，茎秆上如覆白粉。受害植株生长受阻，严重时叶片变黄枯萎，脱落。以至于全株枯死。防治方法：种植薄荷用地应远离瓜果用地，因为瓜果用地这种病较为普遍；发病初期用0.1°～0.3°石硫合剂喷雾防治。

（二）为害薄荷的虫害

主要有地老虎、薄荷根蚜、蚜虫等。

1. 地老虎

为害严重，是薄荷苗期的大敌，夜间出来咬断近地面的根茎，造成缺苗，每年4月下旬到5月上旬为害严重。防治方法：发现地里植株被害，可在地周围开3～5cm深的沟撒入毒饵诱杀，毒饵的配方是将麦麸炒香用90%晶体敌百虫30倍液，将饵料拌潮于傍晚撒在畦里诱杀。

2. 薄荷根蚜

为近年发现的一种为害薄荷的害虫，受害后地上部出现黄苗，严重时连成片，根蚜附在须根上刺吸汁液，并分泌白色绵状物包裹须根，阻碍根对水分、养分的吸收。防治方法：喷施敌敌畏2 000倍液。

3. 蚜虫

一般是在干燥季节发生，多群聚于薄荷叶片背面，吸取叶液，使叶片皱缩、反卷、枯黄。防治方法：在发生期可用1 500～2 000倍敌敌畏液喷杀。

第二节　箭叶淫羊藿

一、概述

箭叶淫羊藿为小檗科淫羊藿属植物。以干燥地上部分（主要是叶）入药，中药名淫羊藿。别名铁脚杆、铁打柱、仙灵脾、三枝九叶草、羊合叶、牛角花等。主要分布于四川、贵州、湖北、湖南、陕西等省。全草含淫羊藿苷、皂苷、鞣质、挥发油、植物甾醇、油酸、亚油酸等。淫羊藿味辛、甘，性温，归肝、肾经，具有补肾阳、强筋骨、祛风湿的功能，主治阳痿遗精、筋骨痿软、风湿痹痛、麻木拘挛、更年期高血压等症。同属植物淫羊藿、柔毛淫羊藿、朝鲜淫羊藿与箭叶淫羊藿等同使用。

二、栽培技术

（一）选地、整地

1. 选地

如果选地裸露，无遮阴条件，可间作高秆作物如玉米或其他木本药材，为箭叶淫羊藿生长创造阴湿条件。如果所择基地为坡地、生荒地，整地时宜先割去杂草，集中堆沤，留乔木和灌木，以作遮阴条件。耕作时，须严格沿等高线耕作。

2. 整地

于9—10月整地，精耕细耙（应深翻20~30cm），并结合整地，每亩施有机肥1 000~3 000kg，以加速土壤的培肥熟化。耙细整平作畦，畦宽1.2m，高20cm，畦间作业道30cm，四周开好排水沟，不同品种间须设隔离带。

（二）繁殖方法

种苗繁育以分株繁殖或根茎繁殖为主，有性繁殖为辅。

1. 分株繁殖

（1）选种及种苗处理：选阴天采挖多年生箭叶淫羊藿健壮植株，按地下横茎的自然生长状态及萌芽情况分株与分级。每株带 1 ～ 2 芽，剪去地上部分，留长 5 ～ 10cm 茎段，捆成小束（把）备用待种。种苗采回后，应及时处理与定植；如不能及时处理与移栽，应假植或放于阴湿处保存。

（2）定植移栽：定植时间为 10 月下旬至翌春 3 月下旬，可采用沟植或穴植，株行距 20cm ×（20 ～ 25）cm，深 10 ～ 15cm，每亩播种量 75 ～ 100kg，施底肥 2 000kg。如果肥料采用穴施，种植时应将肥料与土壤充分拌匀后种植，切忌将植株直接栽种于肥料上。定植时应将其根系伸展，以免"压根"影响根的伸展和子芽的萌发。覆土 5cm，压紧，使根系与土壤充分接触，以利于萌发。种后浇足定根水。移栽定植时，若有余苗（余根茎），可植于阴湿、富含腐殖质的地块，以备种植补苗用。从起苗到移栽定植的时间宜越短越好。

2. 有性繁殖

（1）采种与保存：5—6 月箭叶淫羊藿的种子陆续成熟，当蒴果由绿变黄，并出现背裂，大部分种子成熟时即应采收。采收过迟，种子散失；采收过早，种子尚未成熟，种子发芽率低。采收时，连果序一起剪下，放于室内阴凉干燥处脱粒。每蒴果种子数为 11 ～ 15 粒。

（2）种子处理与育苗：采用温汤浸种，置于室温下，保持种子湿度，其发芽率可达 45%。将当年采收、室温贮存并经处理的箭叶淫羊藿种子播于腐殖土苗床上，覆土 1cm 左右，经常保持土面湿润，注意观察种子发芽和幼苗生长情况。

（3）假植炼苗：幼苗在播种苗床内长到 3 ～ 6cm，具 1 ～ 2 片真叶时，可将其起苗假植于荫棚内的假植床中。假植时，按 3cm × 4cm 的密度早、晚栽植。假植时还要注意栽植的深度，一般 2cm 左右，并使根与土壤充分接触，然后再浇足定根水。

（4）移栽定植：10 月下旬至翌春 3 月下旬，当苗高 8 ~ 10cm，具 2 ~ 3 片真叶时，可陆续取苗出圃移栽定植。

（三）田间管理

1. 补苗

翌春 2—3 月出苗后，若发现死苗、弱苗、病苗应及时拔除，并补苗种植，以保证基本苗数。

2. 搭棚遮阴

无自然遮阴条件的地块，应搭棚遮阴，荫蔽度控制在 60% ~ 70% 为好。高棚 1.8 ~ 2.2m，矮棚 1.0 ~ 2.0m。林下种植，应对树枝作适当修剪，以合理调节其透光度。

3. 中耕除草

视草情、土壤墒情，适时中耕除草，以疏松土壤，除去杂草。但对于无遮阴条件的裸露地，也可利用部分高草作为箭叶淫羊藿苗的遮阴条件。

4. 灌溉

阴湿是箭叶淫羊藿生长的必要条件，尤其是出苗后的 1 个月，是促进幼苗生长的关键时期，应适时灌溉，保证阴湿；雨后，如地面积水严重，应及时清沟排水。

5. 追肥

幼苗出土后的一个月是箭叶淫羊藿生长的关键时期，应结合灌溉、松土，及时追施提苗肥，每亩施 1 000kg 腐熟的人畜粪水或适量饼肥。收割后每亩施 1 000 ~ 3 000kg 有机肥，如堆肥、土杂肥或人畜粪水等，以补充土壤营养的消耗。

6. 冬季管理

清园是冬季管理的主要工作，将园中枯枝落叶清除，集中堆沤或烧毁，以减少病虫害的发生。

三、病虫害防治

（一）主要病害及防治方法

箭叶淫羊藿适应能力较强，无论是野生还是人工栽培，病害较少发生，目前发现的病害主要为煤污病，植株叶片表面覆盖一层煤烟灰黑色粉末状物，严重影响叶片的光合作用，造成植株发育不良。3—6月为本病害的主要发病期。防治方法：用50%多菌灵1000倍液加敌敌畏乳剂1500倍液喷雾1~2次。

（二）主要虫害及防治方法

为害箭叶淫羊藿的害虫主要为小甲虫，多数发生在老叶上，最初叶表面出现暗褐色斑点，以后斑点扩大成圆形或近圆形，中央部分变成淡褐色，周围苍黄色，背面密生灰色的霉。防治方法：虫害发生期用敌敌畏乳剂1000倍液喷雾。

第三节　蒲公英

一、概述

中药蒲公英为菊科蒲公英属多年生草本植物蒲公英、碱地蒲公英或同属数种植物的干燥全草，亦称黄花地丁，为常用中药材。味苦、甘，性寒，入肝、胃二经，具有清热解毒、消肿散结和利尿通淋等功效，用于疗疮肿毒、乳痈、瘰疬、目赤、咽痛、肺痈、肠痈、湿热黄疸、热淋涩痛等症的治疗。始载于唐《新修本草》，书中称其为蒲公草。有"植物中的青霉素"的美称。蒲公英适应性广，分布于东北、华北、西北、华东、华中及西南地区，以西南和西北地区最多。本节介绍蒲公英栽培技术。

二、栽培技术

（一）选地、整地

人工栽培应选用向阳、肥沃、可灌溉的砂质壤土地。土地深翻 25～30cm，每亩施有机肥 2 500～3 000 kg，整细、整平，作畦待播，畦宽 1.2m，沟宽 0.3m。

（二）繁殖方法

1. 露地直播法

（1）种子消毒：有些病害是通过种子传播的，有些细菌常常附着或寄生于种子上，因此进行种子消毒可有效防止病害的传播。常用的种子消毒方法有药粉拌种和药水浸种。药粉拌种是利用一些杀菌剂进行药剂拌种，用量为种子重量的 0.1%～0.5%。药水浸种是把种子浸入 0.1% 高锰酸钾溶液中浸泡 10min，可防止病毒病的发生。

（2）种子催芽：在寒冬、早春或盛夏，当外界温度过低或过高时，种子发芽困难，可进行催芽处理。蒲公英的催芽温度为 20～25℃，将蒲公英种子置于 30～45℃ 的温水中，搅拌至水凉后，再浸泡 8h，捞出种子包于湿布内，放在 25℃ 左右的环境中，保持湿度，3～4d 种子萌动，待 50% 的种子露白时即可播种。

（3）播种：初春、盛夏至晚秋均可播种。采用撒播或条播。在畦内开小沟，沟距 20cm，小沟宽 5～10cm，在沟底撒施种肥硝酸铵，每亩用种子 20～100g，播后覆土，土厚 0.5～1cm。也可在作畦后直接将种子撒播入大田内，然后覆土 1cm。播种时要求土壤湿润，如遇干旱，在播种前两天浇透水，以保证全苗。若早春播种气温过低可覆盖地膜，夏天可覆盖杂草保持一定水分，以保证出苗整齐。

2. 育苗移栽法

在早春、盛夏自然气候不适合种子萌发的情况下，为了提高种子发芽率、减少苗期管理、避免种子浪费、提高经济效益，可在小环境中育苗，然后移栽到大田中进行管理。

（1）育苗：在春、夏、秋三个季节育苗，一般露地育苗即可。种子处理方法如前所述。选择肥沃、疏松、灌溉方便的地块，浇足底水，3～5d后施足底肥，然后翻地作畦，畦宽1.2m，大沟宽0.3m。均匀地将种子撒在地表，然后用铁耙将表土耙平，令表上覆盖种了0.5～1cm即可。在早春气温较低的情况下应增加保温措施，如阳畦和温室等。种子10～15d出苗，再经过20～25d的生长即可移栽到大田进行管护。

（2）定植：育苗畦内苗高达到10cm以上，幼苗4片真叶以上时可以移栽定植。按不同的栽培目的采用不同的株行距。作药用与食用栽培时，株行距一般为25cm×35cm。定植后浇定植水和缓苗水，然后中耕锄草。

（三）田间管理

1. 播种当年的田间管理

出苗前，保持土壤湿润。如果出苗前土壤干旱，可在播种畦的畦面先稀疏散盖一些麦秸或茅草；然后轻浇水，待苗出齐后去掉；出苗后应适当控制水分，使幼苗苗壮成长，防止徒长和倒伏；在叶片迅速生长期，要保持田间湿润，以促进叶片旺盛生长；冬前浇1次透水，然后覆盖马粪或麦秸等，利于越冬。

2. 中耕除草

当蒲公英出苗10d左右可进行第一次中耕除草，以后每10d左右中耕一次，直到封畦为止；做到田间无杂草。

3. 间苗定苗

结合中耕除草进行间苗、定苗。出苗后10d左右进行间苗，株距20～30cm，经20～30d即可进行定苗，行距35cm，株距20～30cm，撒播者株距20cm即可。

4. 肥水管理

田间管理的重点主要是肥和水。蒲公英虽然对土壤条件要求不严格，但是它还是喜欢肥沃、湿润、疏松、有机质含量高的土壤。所以在种植蒲公英时，每亩施 2 500 ~ 3 000kg 农家肥作底肥，施 17 ~ 20kg 硝酸铵作种肥。播种地应保持土壤湿润，以保证全苗。出苗后，也要始终保持土壤有适当的水分。生长期间追 1 ~ 2 次肥，每次每亩施尿素 10 ~ 14kg，磷酸二氢钾 5 ~ 6kg。并经常浇水，保持土壤湿润，以保证全苗及出苗后生长所需。秋播者入冬后，在畦面上每亩施有机肥 2 500kg、过磷酸钙 20kg，既起到施肥作用，又可以保护根系安全越冬。翌年返青后可结合浇水再追施一次肥。

5. 多年生植株的田间管理

蒲公英植株生育年限越长，根系越发达，地上植株生长也越茂盛，收获的产品产量高、品质好。因此，生产上应进行多年生栽培。多年生栽培的地块，要注意多次拔草，并在生长季节加强水肥管理，适时采收。为提早上市，早春可采用小拱棚覆盖。秋末冬初，应浇一次透水，然后在畦面覆盖马粪或麦秸等，以利于宿根越冬和翌年春季较早萌发新株。

三、病虫害防治

(一) 主要病害及防治方法

蒲公英抗病能力很强，一般病害发病程度较轻。

1. 白粉病

发病部位为叶片，初期叶片上出现小白色粉状斑点，后逐渐扩大，受害叶面上布满白色粉霉状物，即菌丝体和分生孢子。潮湿时可见黑色小点。病情严重的叶片扭曲变形或枯黄脱落。病株发育不良、矮化，叶片变形，枯萎或脱落。防治方法：合理施肥，培育壮苗，增加抵抗力；发现病株及时清理；发病初期可喷 36% 甲基疲菌灵（甲基托布津）悬浮剂 500 倍液，或 60% 防霉宝 2 号水溶性粉剂 800 ~ 1 000 倍液，隔 7d 喷 1 次，连续 2 ~ 3 次。

2. 霜霉病

主要为害叶片、嫩茎、花梗和花蕾。发病初时叶褪绿，叶斑不规则，界限不明显，呈浅绿色；后变为黄褐色，病叶皱绿。叶背面菌丝稀疏，初污白色或黄白色，后变淡褐色或深褐色。防治方法：合理密植，适当控制水分；发现病株应及时拔除，集中深埋或烧毁；发病初期可用72%克露可湿性粉剂800倍液或69%安克锰锌可湿性粉剂1 000倍液防治；也可用25%百菌清可湿性粉剂500倍液喷雾。隔10d左右用药1次，连喷2～3次，采收前20d停止用药。

（二）主要虫害及防治方法

蒲公英抗虫能力很强，虫害相对较少。

1. 蛴螬

是蒲公英地下害虫之一，大量发生时咬断幼苗根茎，造成幼苗枯死。防治方法：农业防治，秋季或春季深翻土地，合理轮作；在成虫盛期可用90%敌百虫800～1 000倍液喷雾或灌根防治或用90%敌百虫拌毒土撒在地面，结合把地杀灭害虫，每亩用100～150g拌细土15～20kg。

2. 地老虎

地老虎以幼虫为害蒲公英幼苗，将幼苗从茎基部咬断，或咬食根茎。防治方法：加强田间管理，深翻土地，清除杂草，以杀灭虫卵；利用糖醋液或黑光灯进行田间诱杀；采新鲜泡桐叶，用水泡后，每亩放50～70张，于傍晚放在为害田里，翌日清晨人工捕捉叶下幼虫；对3龄前的地老虎幼虫，可用2.5%敌百虫粉剂每亩用1.5～2kg加10kg细土撒在植株周围。也可用20%杀灭菊酯乳油2 000倍液进行地面喷雾。

第四节　细　辛

细辛为马兜铃科植物北细辛 *Asarum heterotropoldes* Fr.

Schmidt var. Mandshuricum（Maxim.） Kitag.、汉城细辛 *Asarum sieboldii* Miq. var. *seoulense* Nakai 和华细辛 *Asarum sieboldii* Miq. 的干燥根和根茎，前两种习称辽细辛。其味辛，温；归心、肺、肾经；具有祛风止痛、通窍、温肺化饮等功效；用于治疗风寒感冒、头痛、牙痛、鼻塞流涕、鼻衄、鼻渊、风湿痹痛等病症。现代研究证明，细辛含挥发油，挥发油主要成分为甲基丁香油酚，其他还有黄樟醚、β-蒎烯、优葛缕酮、酚性物质等，具有局部麻醉、解热、镇痛、抑菌及降压或升压等药理活性。辽细辛主产于东北三省的东部山区，销全国并有出口。华细辛主产于陕西中南部、四川东部和湖北西部山区以及江西、浙江、安徽等省，多自产自销。此处仅介绍北细辛的栽培技术。

一、概述

多年生草本。根状茎横走，茎粗约 3mm，下面着生黄白色须根，有辛香。叶通常 1～2 枚，基生，叶柄长 5～18cm，常无毛；叶片卵状心形或近肾形，长 5～12cm，宽 6～15cm，先端急尖或钝，基部心形或深心形，两侧圆耳状，全缘。花单生，从两叶间抽生，花梗长 2～5cm；花被筒部壶形，紫褐色，顶端 3 裂，裂片外向反卷，宽卵形；雄蕊 12，花药与花丝近等长；子房半下位，近球形，花柱 6，顶端 2 裂。蒴果浆果状，半球形。种子多数，种皮坚硬，被黑色肉质附属物。花期 5 月，果期 6 月。

二、栽培技术

（一）选地与整地

1. 林下栽培

选择排水良好、温凉湿润、土层深厚、疏松肥沃的腐殖质土地块，如有坡度，以 15°以下的北坡为宜，其次为东坡、西坡，不宜选南坡，以阔叶林、针阔混交林的林间空地或林缘为好。选好地后，间伐过密的林木，林间透光度以 40% ~ 55% 为佳。斜山或顺山走向耕翻，翻地深度 20cm 左右，拣出树根、杂草和石块，然后作畦，畦宽不应超过 1.5m，畦高 15 ~ 20cm，作业道宽 50 ~ 80cm。为方便排水，每 50m 左右设一排水沟。结合翻地施入 1 500 ~ 2 000kg/亩充分腐熟厩肥作基肥。

2. 农田栽培

选择排水良好、土质疏松肥沃的砂质壤土地块，山区多选择靠近山边的坡耕地、山下平地、河边冲积地等，易涝、易旱、重黏土质和盐碱地块不宜选用。前茬以禾本科、豆科作物为好。深翻 20 ~ 25cm，结合翻地施入 3 000 ~ 5 000kg/亩充分腐熟厩肥作基肥。作成宽 1.2 ~ 1.5m 的畦，畦高 15 ~ 20cm，作业道宽 60cm。

（二）繁殖方法

1. 种子直播

主要繁殖方式为种子直播。将采收的细辛种子，趁鲜直接播种，小苗生长 3 ~ 4 年后，收获入药。种子要趁鲜播种，播期一般是 7 月上中旬，最迟不宜超过 8 月上旬。常用播种方法有撒播和条播两种。

（1）撒播：在畦面上挖 3 ~ 5cm 深的浅槽，用筛过的细腐殖土把槽底铺平，然后播种。播种时，应将种子混拌上 5 ~ 10 倍细沙或细腐殖土，均匀撒播。播后用筛过的细腐殖土覆盖，厚度为 0.5 ~ 1cm，鲜种用量为 8 ~ 10kg/亩。

（2）条播：在整好的畦面上横向开沟，行距为 10cm，沟宽为 5 ~ 6cm，沟深为 3 ~ 5cm，种子间距 2cm 播种，覆土 0.5 ~ 1cm，播量为 6 ~ 8kg/亩。上述两种方法在播种覆土后，需在畦面上再覆盖一层落叶或草，以保持土壤水分，防止床面板结和雨水冲刷。如畦面过于干燥还要及时浇水，保持适宜湿度。翌春出苗前撤去覆盖物，以利出苗。

2. 育苗移栽

林间播种后，6~8 年才能大量开花结果，为合理生产，多数地方都采用育苗移栽的方式，即先播种育苗 2~3 年，然后移栽，移栽后生长 3~4 年收获加工。

（1）育苗：选地、整地、播种、管理等措施与种子直播相同，只是播量大，种子间距为 1cm，到第 2 至第 3 年秋起收移栽。

（2）移栽：移栽时间分春秋两季，春季 5 月，秋季 10 月，移栽时按大、中、小三类苗分别栽种。为防止和减少病害发生，栽种前可将小苗用 50% 代森锌 800 倍 + 10% 多菌灵 200 倍混合液浸苗 2~4h。栽植时在畦面上横向开沟，行距为 15~20cm，沟深为 10cm，以株距 5~10cm 摆苗，栽后覆土 3~5cm。春天移栽，应在芽苞未萌动前进行，如果移栽时已出苗展叶，移栽后需要大量浇水，并需要较长时间缓苗。

3. 分株繁殖

一般在种苗不足的情况下使用，在多年生细辛收获时，选择无病虫害的粗壮根和根茎，切成 4.5~6cm 长的小段，每段应带有 2~3 个芽苞。或把根茎长、芽苞多的细辛植株，分割为单株作栽，每株具 1~2 个芽苞、根茎 3cm、须根 15~20 条。栽法同育苗移栽。

（三）田间管理

1. 松土除草

每年要进行 3 次松土除草，5 月上旬出苗至展叶期进行第一次，第二次在 6 月上中旬，第三次在 7 月上中旬。松土深度，行间达到 2~3cm，根际达到 1.5~2cm。结合除草、松土，向根际培土。

2. 调节光照

细辛一年生和两年生苗抗强光力弱，遮阴可稍大些，郁闭度以 0.6 ~ 0.7 为宜。三年生和四年生植株抗强光力增强，遮阴适当小些，郁闭度以 0.4 为宜。林间或林下栽培的，可适当疏整树冠；利用荒地、参地栽培的，可搭棚遮阴；也可种植玉米、向日葵等作物遮阴，透光度同上。

3. 追肥

在施足基肥的基础上，每年还要进行 3 次追肥。第一次在 5 月上中旬，第二次在 7 月中下旬，第三次在土壤封冻前。第一、第二次追肥一般以磷肥和钾肥为主，每亩施 15 ~ 20kg。第三次结合防寒越冬，施一次"盖头粪"，可每亩施厩肥 4 000kg、过磷酸钙 40kg，既可提高土壤肥力，又可保护芽孢安全越冬。此外，每年尚可喷施 2 ~ 3 次叶面肥料。

4. 浇水

细辛根系浅，不耐干旱，特别是育苗地，种子细小，覆土浅，必须经常检查土壤湿度，土壤干时及时浇水，以保证苗全、苗壮。

5. 摘蕾

植株开花结实，会消耗大量养料，影响药材产量。因此，除留种地外，在现蕾期要将花蕾摘除。

6. 覆盖越冬

不论是直播还是育苗移栽，于土壤封冻前，在畦面上追施腐熟过筛厩肥，厚度为 1.5 ~ 2cm，既能起到追肥的作用，又能起到防寒、保水的作用。然后用枯枝落叶或不带草籽的茅草覆盖床面，待翌年春季解冻后即可撤去。

三、病虫害及其防治

（一）病害及其防治

（1）立枯病：多发生在多年不移栽地块。防治方法：加强田间管理，保持通风透光，及时松土，保持土壤通气良好，多施磷钾肥，提高植株抗病力；在重病区，可用1%硫酸铜溶液消毒。

（2）叶枯病：主要为害叶片，也可侵染叶柄和花果。叶片病斑近圆形，浅褐色至深褐色，具有明显同心轮纹，病斑边缘有黄褐色或红褐色晕圈。严重时穿孔，整个叶片枯死。叶柄病斑梭形，黑褐色，逐渐扩大并凹陷，造成植株枯萎。花果感病后，病斑圆形，黑褐色，凹陷，萼片变黑，果实早期脱落。在高湿条件下，发病部位可生出褐色霉状物。防治方法：发病初期用50%扑海因800倍液、50%速克灵1 200倍液或50%万霉灵500倍液喷雾，每7～10d喷1次，连喷3～5次。

（3）细辛菌核病：主要为害根部，也为害茎、叶和花果。先从地下部开始发病，逐渐侵染至地上部分。发病初期，地上植株无明显变化，只是逐渐由绿变黄，后期出现萎蔫，此时地下根系内部组织已腐烂溃解，只存外表皮。表皮内外附着大量黑色菌核。该病为低湿病害，温度低、湿度大、排水不良、密植、草荒有利于发生流行。防治方法：病区用5%石灰乳消毒，也可用50%多菌灵1 000倍液加50%代森锌800倍液喷雾或向根际浇灌。

（4）细辛疫病：主要为害叶柄基部和叶片。叶片上病斑较大，水渍状，圆形，暗绿色。雨季空气湿度大，病斑上产生大量白色霉状物。叶柄上病斑暗绿色，长条形，水渍状。多雨、高湿条件下，病情进展很快，叶柄软化折倒，叶片软腐下垂，植株成片死亡。防治方法：雨季前每7～10d用1∶1∶120波尔多液、80%代森锌600倍液或45%代森铵1 000倍液喷洒1次，连续进行3～4次。

（二）虫害及其防治

黑毛虫，是细辛凤蝶幼虫，为细辛专食性害虫，主要咬食叶片，在我国东北三省细辛产地都有分布。细辛凤蝶在吉林省一年发生一代，以蛹态越冬。4月中旬开始羽化。卵成块产于植株叶部背面。幼虫于6月末至7月初陆续化蛹越冬，蛹多隐藏于落叶背面。防治方法：每亩用1～1.5kg 2.5%敌百虫粉撒施，也可用80%敌百虫湿性粉剂1 000倍液喷雾。

第四章　果实与种子类

第一节　连　翘

一、概述

连翘为木犀科连翘属药用植物，以干燥果实入药，药材名连翘，别名连壳、青翘等，是我国传统中药材。主产于河北、山西、河南、陕西、甘肃、宁夏、山东、四川、云南等省区。果实中含有连翘脂素、连翘苷、连翘酚、熊果酸、齐墩果酸、牛蒡子苷及其苷元、罗汉松脂酸苷等。种子含三萜皂苷，枝叶含连翘苷及乌索酸，花含芦丁，连翘壳含齐墩果酸。连翘味苦，性微寒，归肺、心、小肠经，具有清热解毒、消肿散结的功能；主要用于治疗痈疽、瘰疬、乳痈、丹毒、风热感冒、温病初起、温热入营、高热烦渴、神昏发斑、热淋尿闭等症。

二、栽培技术

（一）选地、整地

1. 选地

育苗地，宜选择土层深厚、疏松肥沃、排水良好的夹沙壤土；扦插育苗地，最好采用沙土地（通透性能良好，容易发根），而且要靠近有水源的地方，以便于灌溉；宜选择背风向阳的缓坡地成片栽培，以有利于异株异花授粉，提高连翘结实率。亦可利用荒地、路旁、田边、地角、房前屋后、庭院空隙地零星种植。

2. 整地

地选好后于播前或定植前，深翻土地，施足基肥，每公顷施基肥45 000kg，以厩肥为主，均匀撒到地面上。深翻30cm左右，整平耙细作畦，畦宽120cm，高15cm，畦沟宽30cm，畦面呈瓦背形。若为丘陵地成片造林，可沿等高线做梯田栽植；山地采用梯田、鱼鳞坑等方式栽培。栽植穴要提前挖好。施足基肥后栽植。

（二）繁殖方法

分为播种、扦插、压条和分株，一般大面积生产采用播种育苗，其次是扦插育苗，零星栽培也有用压条或分株育苗繁殖。

1. 播种育苗

选择生长健壮、枝条节间短而粗壮、花果着生密而饱满、无病虫害的优良单株做采种母株。于9—10月采集成熟的果实，薄摊于通风阴凉处后熟数日，阴干后脱粒，选取籽粒饱满的种子，沙藏做种用。春播在清明前后进行，冬播在封冻前进行（冬播种子不用处理，第2年出苗）。在畦面上按行距20~25cm开浅沟，沟深3.5~5cm，并浇施清淡人畜粪水润土，再将已用凉水浸泡1~2d后稍晾干的种子均匀撒于沟内，覆薄细土，略加镇压，盖草，播后适当浇水，保持土壤湿润，15~20d出苗，齐苗后揭去盖草。

2. 扦插育苗

于春季3月中下旬至4月上旬在优良母株上剪取1~2年以上生枝条，截成30cm长的插穗，每段有三个节以上。然后，将下端近节处削成马耳形斜面，每30~50根一捆，用550mg/L生根粉（ABT）或500~1 000mg/L的吲哚丁酸（BA）溶液，将插穗基部（1~2cm处）浸渍10s，取出晾干药液后扦插。插时，在整好的畦面上按行株距20cm×10cm画线打点，随后用小木棒打引洞，扦插后随即压实土壤，浇一次透水。早春气温较低，应搭设弓形塑料膜棚增温保湿，1 个月左右即可生根发芽，4 月中下旬可将塑膜揭去，进行除草和追肥，促进幼苗生长健壮，当年冬季，当幼苗长至 50cm 左右时即可出圃定植。

3. 压条育苗

春季将母株下垂的枝条弯曲并刻伤后压入土中，地上部分可用竹竿或木杈固定，覆上细肥土，踏实，使其在刻伤处生根。当年冬季至翌年春季，将幼苗截离母株，连根挖取，移栽定植。

4. 分株育苗

连翘萌发力极强，在秋季落叶后或早春萌芽前，挖取植株根系周围的根蘖苗另行定植，成活率达 99.5%。

5. 移栽定植

于早春 2—3 月或初冬 10—11 月进行。在事先准备好的定植穴里，每穴施入腐熟土杂肥或厩肥 5kg，与底土拌匀，上盖细土，每穴栽壮苗 1 株，覆土一半时，将苗轻轻上提，使根系舒展，苗稳正，覆土压实，浇透定根水，再覆土稍高于地面呈土堆形即可。

（三）田间管理

1. 间苗

出苗至移植期间，需间苗 2 次。第 1 次当苗高 7～10cm 时，按株距 5cm，拔除细、弱、密苗；第 2 次当苗高 15cm 左右，按去弱留强原则和株距 7～10cm 留苗。

2. 中耕除草

苗期要经常松土除草，定植后每年春、夏要中耕除草 2～4 次，植株周围的杂草可铲除或用手拔除。

3. 施肥

苗期勤施薄肥，也可在行间开沟。每公顷施硫酸铵 150～225kg，以促进茎、叶的生长。定植后，每年冬天结合松土除草施入腐熟厩肥、饼肥或土杂肥，用量为幼树每株 2kg，结果树每株 10kg，采用株旁挖穴或开沟施入，施后覆土，壅根培土。有条件的地方，春季开花前可增加施肥 1 次。

4. 排灌

注意保持土壤湿润，旱期及时沟灌或浇水，雨季要开沟排水，以免积水烂根。

5. 修剪整形

定植后，幼树达 1m 左右时，于冬季落叶后，在主干离地面 70～80cm 处剪去顶梢。再于夏季通过摘心，多发分枝。在不同的方向上，选择 3～4 个发育充实的侧枝，培育成为主枝。以后在主枝上再选留 3～4 个壮枝，培育成为副主枝，在副主枝上，放出侧枝。通过几年的整形修剪，使其形成低干矮冠，内空外圆，通风透光，小枝疏朗，提早结果的自然开心形树型。同时于每年冬季，将枯枝、重叠枝、交叉枝、纤弱枝以及徒长枝和病虫枝剪掉；生长期还要适当进行疏删短截。每次修剪之后，每株施入火土灰 2kg、过磷酸钙 200g、饼肥 250g、尿素 100g。于树冠下开环状沟施入，施后盖土，培土保墒。对已经开花结果多年、开始衰老的结果枝群，也要进行短截或重剪（即剪去枝条的 2/3），可促进剪口以下抽生壮枝，恢复树势，提高结果率。

三、病虫害防治

（一）主要病害及防治

连翘对环境条件适应能力较强，目前病害较少发生。

（二）主要虫害及防治

为害连翘的害虫主要有钻心虫、蜗牛等。

1. 钻心虫

以幼虫钻入茎秆木质部髓心为害植株，严重时，被害枝不能开花结果，甚至整枝枯死。防治方法：用药棉浸敌敌畏原液堵塞蛀孔毒杀，亦可将受害枝剪除。

2. 蜗牛

为害花及幼果。防治方法：可在清晨撒石灰粉防治，或人工捕杀。

第二节　车　前

一、概述

车前是车前科车前草属多年生宿根草本，又称车前草、牛舌草、车轮菜等。同属植物平车前与车前同等入药。干燥全株入药称"车前草"，味甘，性寒，归肝、肾、肺、小肠经，具有清热利尿、通淋、祛痰、凉血、解毒的功效，用于热淋涩痛，水肿尿少等症。干燥成熟种子入药称"车前子"，具有利尿通淋、清肝明目的功效。始载于《神农本草经》，列为上品。分布几遍全国各地，主产于江西、黑龙江等地，车前子在江西已有300 多年的种植历史，称"江车前""凤眼前仁"，江西省的吉水、吉安、泰和一带是大粒车前子的主产地，其品质居全国之首。车前子主要成分有车前子胶、车前苷、高车前苷等，以京尼平苷酸、毛蕊花糖苷为其质量控制的主要成分。车前草的主要化学成分为车前苷、高车前苷、熊果酸、桃叶珊瑚苷等，以大车前苷为其质量控制的主要成分。随着科学技术的发展，车前子和车前草的功效越来越多地被人们所发现，尤其是车前草抗肿瘤、活性广的特点，使其具有广阔的应用前景。

二、栽培技术

（一）选地、整地

选择日光充足、地势平坦、土壤肥沃、疏松的田地种植车前，应注意车前不能轮作。将选好的土地深翻 15 ~ 20cm，整细耙平做畦，畦面要平，土要耙细，耙后平实。畦宽 1.2m，沟宽 0.3m，畦高 15～20cm，做畦前一定要施足基肥，基肥以农家有机肥为主，整地后在播种或移栽前 10～15d 用硫酸亚铁、福尔马林等土壤消毒剂消毒。

（二）繁殖方法

车前草一般采用种子繁殖。选择生长健壮、无病虫害、种子种脐明显的植株留种，选择质坚、粒大饱满、光滑且黑褐色、无杂质者作为种子。我国北方地区 3 月底至 4 月中旬或 10 月中下旬播种，南方地区以 7 月下旬至 10 月上旬为适宜播种期。为确保成苗率，可采用 50%多菌灵可湿性粉剂（或 70%甲基托布津可湿性粉剂）拌种消毒，播种前将处理后的种子拌草木灰和细沙，均匀撒播于苗床表面。

（三）田间管理

1. 除草

幼苗期应及时除草，除草结合松土进行，视杂草和车前生长情况而定，一般 1 年进行 3～4 次，但在车前抽穗封垄后不宜中耕松土，否则容易伤根且土壤若渍水易造成烂根。

2. 水肥管理

车前生长期一般中耕施肥 2～3 次，北方如 3—4 月播种，第 1 次施肥于 5 月进行，苗肥以氮肥为主，以促进其幼苗生长；第 2 次于 7 月上旬进行，此时车前草进入幼穗分化阶段，此次施肥应注意补磷、钾、硼肥等，为开花结籽创造条件。南方地区施肥时间分别为小寒至大寒、立春至雨水、惊蛰至春分，但如果基肥充足，车前生长过旺，应适当控制施肥。车前移栽后应适当浇水，并及时补苗。车前草抽穗期必须及早疏通排水沟，防止积水烂根。

三、病虫害防治

（一）主要病害及防治方法

车前草主要病害有穗枯病、白粉病、褐斑病、白绢病等。

1. 穗枯病

主要为害车前穗部，亦能侵害叶片，发病轻者导致穗结实不饱满，减产 20% ~ 30%，发病重者病穗提前枯死。防治方法：发病初期，喷洒爱苗 3 000 倍液；采取综合防治措施，窄畦栽植，开沟排水，施用生物有机肥做基肥，氮肥施用不过量，追施叶面肥；田间发现病株，及时拔除烧毁等。

2. 白粉病

感病后，植株叶片上密布白色粉状物，严重时叶片枯萎死亡。该病多发生于新茎和嫩叶上，也可为害老叶。防治方法：苗期每隔 10 ~ 15d 喷波尔多液 1 次；如已经发病可喷 0.3 波美度石硫合剂或者 70% 甲基托布津 1 000 倍液，7 ~ 10d 喷 1 次，连续2 ~ 3 次。

3. 褐斑病

主要为害叶片，感病初期多在叶片前缘出现褐色病斑，严重时病叶枯萎脱落。防治方法：发病初期用 65% 代森锌 500 倍液喷施；经常喷波尔多液以预防病害；发现病叶应及时清除。

（二）主要虫害及防治方法

主要虫害有斜纹夜蛾、小地老虎。

1. 斜纹夜蛾

主要啃食叶片。防治方法：对其幼龄幼虫喷洒 50% 敌敌畏乳液 1 000 ~ 1 500 倍液或 2.5% 功夫水乳剂 3 000 倍液或 5% 农梦特乳油 2 000 ~ 3 000 倍液；用黑光灯诱杀；清除田间杂草，以消除其越冬寄主。

2. 小地老虎

常将幼苗的根茎相连处咬断，致使幼苗枯死。防治方法：用糖醋液诱杀成虫；在幼虫 3 龄盛发前用 90% 晶体敌百虫 1 000 倍液喷雾；清除田间杂草，以消除其越冬寄主。

第三节　补骨脂

一、概述

补骨脂为豆科补骨脂属植物。以干燥成熟果实入药，药材名补骨脂，亦名黑故子、胡故子等，是我国传统中药材。补骨脂味辛、苦，性温，归肾、脾经，具有补肾助阳、固精缩尿、温脾止泻、纳气平喘之功效，用于阳痿、遗精、遗尿、尿频、腰膝冷痛、肾虚作喘、五更泄泻等症的治疗，外用治斑癣、白癜风。主要化学成分为挥发油（柠檬烯、萜品醇-4、芳樟醇、β-石竹烯、乙酸香叶醋），香豆素，黄酮类，单萜酚（补骨脂酚等），脂类化合物等。主产于河南、四川、陕西、云南、贵州、广西等省区，目前全国除东北、西北地区外，其余各地均有种植。

二、栽培技术

（一）选地与整地

补骨脂应选地势平坦、光照充足、灌溉方便且土层深厚、疏松肥沃的壤土或砂壤土种植。当年冬季翻耕一次，深 20 ~ 30cm，每亩施入腐熟厩肥或堆肥 2 000kg、草木灰 50 ~ 100kg、过磷酸钙 25kg，撒匀，再浅耕一遍，整细耙平，做 1.2m 宽、0.2m 高的畦，沟宽 0.3m。

（二）繁殖方法

1. 采种

当秋季种子呈黑色时（8月中下旬），采集植株下层饱满且充分成熟的果实，晒干后用布袋盛装，置通风处贮藏。于翌年3月下旬至4月上旬播种。

2. 种子处理

播种前用40~50℃温水浸种2~3h，再用清水洗一遍，去掉油腻，以利于出苗。

3. 播种

播种方法有条播和穴播两种。

（1）条播：在整好的地上按行距35~40cm开沟，沟深3~5cm，将种子均匀撒入沟中，每亩用种量1.5~2kg，覆细土2cm左右，浇施腐熟稀薄的人畜粪尿。

（2）穴播：在整好的地上按行株距（35~40）cm×20cm挖穴，每穴施入少量土杂肥，播入种子6~8粒，覆细土约2cm，浇施腐熟稀薄的人畜粪尿，每亩用种量约1.5kg。播后保持土壤湿润，10~15d即可出苗。

4. 移栽定植

南方一般在4月下旬至5月中旬进行，最迟不能超过芒种；北方在5月中旬至6月上旬。过迟开花结籽时气温低，种子不饱满，产量也低，最好选雨后进行。在整好的畦上，按行距35~40cm、株距17~20cm挖穴，深7~10cm，每穴栽2~3株，使根系伸展，覆土压紧，每穴再施用人畜粪水拌和的草木灰适量。

5. 间套作

可与玉米、高粱等作物间作，玉米行距150cm，株距约60cm，玉米行间可播种或移栽补骨脂。亦可栽种在田坎或地边上。

（三）田间管理

播种后一般 10～15d 可出苗。幼苗出土后，如表土板结，用四齿铷轻轻扎破地皮，使土壤疏松。幼苗期不宜过湿，不旱不浇水。苗高 6～8cm 时，按株距 12～15cm 间苗，苗高 12～15cm 时按株距 20cm 定苗。定苗后及时中耕除草。间苗原则：去弱留强；穴播的每穴留壮苗 1～2 株。间苗时每亩用尿素 5kg 与圈肥 1 000kg 混合，撒于行间，结合松土，以土盖肥，地干时浇水，或结合施入过磷酸钙。接近开花时，进行第二次施肥，每亩施花生麸 50～60kg，或人畜粪尿 500～1 000kg。在结籽后进行第三次追肥，每亩施过磷酸钙 7.5～10kg。每次追肥都应结合进行中耕除草和培土。补骨脂喜干忌潮湿，雨季应注意排涝，避免积水。于 9 月中上旬将果序上端的果剪去，使养分集中于中下部的果实发育，使果实充实而饱满，可提高种子的品质和产量。

三、病虫害防治

（一）病害

主要有白粉病和根腐病，常发生于雨季和田间积水的地方。防治方法：注意排除积水；用波美 0.3°石硫合剂防治；根腐病可用 50% 退菌特可湿性粉剂 1 000～1 500 倍液喷施。

（二）虫害

主要有地老虎、金龟子。幼虫咬食嫩茎。防治方法：人工捕捉；用毒饵诱杀；用 90% 敌百虫 600 倍液喷杀。

第四节　栝　楼

一、概述

栝楼为葫芦科栝楼属多年生植物，别名瓜蒌、瓜楼、药瓜等。以果实、果壳、种子和块根入药，为常用中药。其干燥成熟果实药材名瓜蒌，别名全瓜蒌，性寒，味甘、微苦，归肺、胃经、大肠经，能清热涤痰、宽胸散结、润燥滑肠，用于肺热咳嗽、痰浊黄稠、胸痹心痛、结胸痞满、乳痈、肺痈、肠痈肿痛、大便秘结的治疗，为中医治疗胸痹症要药。干燥成熟果皮药材名瓜蒌皮，性寒味甘，能清化热痰、利气宽胸，主治痰热咳嗽、胸闷胁痛。干燥成熟种子称瓜蒌子，别名瓜蒌仁，性寒味甘，能润肺化痰、滑肠通便，用于燥咳痰黏、肠燥便秘的治疗。干燥根药材名天花粉，性微寒，味甘、微苦，具清热生津、消肿排脓的功效，用于热病烦渴、肺热燥咳、内热消渴、疮疡肿毒的治疗。栝楼在我国分布广泛，大部分地区有栽培，主产区包括山东、河南、河北、安徽、江苏、湖北、四川、广西和贵州等省（区），山东肥城、长清为瓜蒌地道产区，河南安阳、河北安国为天花粉地道产区。同属植物双边栝楼（中华栝楼）亦作栝楼药用。配伍反乌头。

二、栽培技术

（一）选池、整地

应选半阳半阴、排水良好的半高山区地块，平坝和丘陵地块亦可。在当年冬前，按株行距 1.5m×1.5m 挖宽 0.3~0.5m、深 0.5m 的沟，让土壤经冬充分风化、熟化。翌年春季播种前，每亩施入混合肥（厩肥、饼肥、土杂肥、过磷酸钙等混制而成）5 000kg，与沟土拌匀后，填入沟内，随即顺沟灌水，用细土填平沟面。3~4d 后，浅耕一次，土壤干湿适中时，作畦栽植。

（二）繁殖方法

可用种子、分根及压条繁殖。种子繁殖难以控制雌雄株数目，容易混杂退化，开花结果晚，该繁殖法只适宜采收天花粉时用。以收获瓜蒌为对象时，适宜用后两种方法，生产上以分根繁殖为常见。

1. 种子繁殖

（1）采种：9—10月果熟期，选橙黄色、壮实、柄短的果实，悬挂于干燥通风处阴干。

（2）种子处理：4月中上旬将种子从果实中取出，选饱满成熟无病虫害的种子，用30~40℃温水浸泡24h，取出滴干水分后与湿砂混匀，放在20~30℃温度上催芽，当大部分种子裂口时即可播种。

（3）播种：在整好的地上，按1.5~2m株（穴）距，挖5~6cm深的穴，每穴播入种子5~6粒（将种子裂口一端向下），覆土3~4cm，保持土壤湿润，15~20d即可出苗。

2. 分根繁殖

（1）种栽的制作：南方在10月下旬至12月下旬，北方在3—4月制作种栽。将块根和芦头全部挖出，选直径3~6cm、断面白色新鲜且无病虫害者分成5~10cm长的小段，雌雄株应分开制作，便于栽植时搭配。

（2）栽种：按株距30cm挖穴，将种栽放入穴内，每穴3个，摆放成品字形（应多选雌株的根，适当搭配部分雄株的根，以利授粉结果），覆土4~5cm，用手压实，再培土10~15cm，使成小土堆，便于保水。栽后20d左右，待萌芽时，除去上面的小土堆，1个月后小苗即可出芽。每亩需种栽30~50kg。

3. 压条繁殖

2—3月，将老藤茎节压入土中，全茎压成波状，使节上生根，翌年春季，即可剪断栽种。

（三）田间管理

1. 中耕除草、施肥

每年春、夏季各中耕除草多次。每次中耕除草后，均追施入畜粪水。冬季增施过磷酸钙和农家肥，促使植株翌年生长健壮。旱时及时浇水。

2. 搭架

当茎蔓长达 30cm 以上时，可用竹杆等作支柱搭架；牢固的棚架高 150～200cm；也可引向附近的树木、沟坡或间作高秆作物，让其攀缘。

3. 整枝摘芽

栽种翌年，在整理藤蔓上架前，每穴只引 3 根藤蔓上棚架，其余的应去掉。在其生长过程中，过多的腋芽及分枝也应除去，使架上枝条分布均匀，不致挤压，才能多开花结果。

4. 越冬

在寒冷地区，必须在地冻前，剪去上面过长的茎蔓，只留下离地约 100cm 长的茎蔓盘绕在地面上，每墩覆盖约 30cm 的土堆，保护越冬，翌年春季略平培土，即可重新抽出嫩芽进行生长。

三、病虫害防治

（一）主要病害及防治

1. 根腐病

为害根部，主根变褐腐烂，使植株黄萎，乃至死亡。防治方法：发病初期喷施 75% 百菌清可湿性粉剂 500～600 倍液或 50% 托布津可湿性粉剂 700～1 000倍液。

2. 根结线虫病

为害根部，主根变褐腐烂，使植株黄萎，乃至死亡。防治方法：整地时，用 90% 美曲膦酯或 20% 氰戊菊酯乳油进行土壤消毒；栽种前，用 90% 美曲膦酯 800 倍液浸渍种子或种栽消毒。

（二）主要虫害及防治

1. 黄足黄守瓜

幼虫咬食根部，蛀入主根，使植株黄萎，乃至死亡，成虫 5

月出现，咬食叶片。防治方法：成虫期可用90%晶体敌百虫
1 000倍液喷射；幼虫期，可用2.5%鱼藤精1 000倍液或30倍
的烟碱水灌根。此外，黑足黑守瓜在一些产区也为害栝楼，防
治方法同黄足黄守瓜。

2. 瓜蒌透翅蛾

在北方7月上旬幼虫孵化，在茎蔓表皮驻食，不久蛀入基
内，形成虫瘿，茎蔓被害后，整株枯死。防治方法：在幼虫孵
化时，用80%敌敌畏乳剂1 000倍液喷茎蔓，效果较好。

3. 瓜蚜

为害幼嫩心叶，使叶片卷曲。防治方法：用10%吡虫啉
（蚜虱净）可湿性粉剂2 000倍液喷雾或50%抗蚜威可湿性粉剂
2 000~3 000倍液喷雾。

第五节　枸　杞

一、概述

枸杞是多年生茄科药食兼用植物，以干燥成熟的果实入
药，生药称为枸杞子。药性温补、味甜，主要药用成分是枸杞
含有甜菜碱、酸浆红素、抗坏血酸、多种维生素、氨基酸及
钙、磷、铁等人体必需营养物质。有滋补肝肾、益精明目的功
能，用于虚劳精亏、腰膝酸痛、眩晕耳鸣、阳痿遗精、内热消
渴、血虚萎黄、目昏不明等病症治疗。枸杞根皮干燥入药，称
为地骨皮，含甜菜碱和皂苷，有凉血除蒸、清肺降火的功能，
用于阴虚潮热、骨蒸盗汗、肺热咳喘、咯血、衄血、内热消渴
等症状。

目前各地均有栽培，适宜在光照充足、年降水量较小而能
灌溉的地区如西北地区、华北地区、黄淮流域等地。

二、栽培技术

(一) 选地、整地技术

1. 选地

枸杞适应性很强，对土壤要求不严格，在各种质地土壤上均能生长。但要实现优质高产，枸杞栽培最好选择土壤有机质含量1%以上、含盐量0.5%以下、pH值8左右、土层深厚、土壤肥沃、通气性良好的轻壤土、沙壤土和壤土，且地势平坦、有排灌条件的地块。

2. 整地

栽植前最好施足基肥，土地深耕30cm左右，耙耱平整，规划小区，一般0.5～1亩为宜，设置农机路，做好隔水埂，计划并建好枸杞园。

(二) 播种育苗技术

枸杞传统繁殖方式为种子繁殖，植株生长旺盛，结果晚，而且后代变异率较高，有的高达73%以上，目前生产中多采用无性繁殖，以提早结果年限、提高经济效益、利用和保持优良的遗传特性。

1. 硬枝扦插育苗

（1）扦插育苗时间3月中旬至4月上旬，日平均气温稳定在6℃以上即可进行，冬季和早春可以采用大棚育苗。

（2）插条准备以上年生枝条为母条，选剪0.5～0.8cm粗的枝条，截成15～18cm长的小段，上端留好饱满芽，用15～20mg/kg的 α-萘乙酸水溶液浸插条下端24h，或用100mg/kg的 α-萘乙酸溶液浸插条下端2～3h，浸深3～6cm。

（3）插播方法按宽窄行距40cm和20cm开沟，沟深10～15cm，将插条按10cm株距摆在沟壁一侧，覆湿润土踏实，插条上端露出地面约1cm外露1个饱满芽，插后覆地膜保墒。待幼苗长到 15cm 以上即可浇灌一次水，苗高 20cm 以上时，选留一个健壮的芽枝做主干，将其余萌生的枝条剪去。苗高 40cm 以上时剪顶，促发侧枝，翌年出圃。

2. 嫩枝（绿枝）扦插育苗

（1）苗床准备由于嫩枝育苗，苗床准备需要特别重视，除了一般整地质量外，需要铺 3～5cm 厚的细砂做成宽 1～1.5m，长 6～10m 左右的苗床，并做好消毒处理。

（2）扦插时间在日平均气温稳定在 18℃ 以上的 5—8 月均可进行。

（3）插条准备剪取生长健壮、无病斑、无虫口、无破伤、直径在 0.3～0.4cm 粗的春发半木质化嫩枝做种条，截成 8～10cm 的插条，去除下端 1～2 个节上的叶片。保证上部留有 2～3 片叶的嫩茎作为插扦穗。

（4）扦插方法将插条下端速沾 400mg/kg 的 α－萘乙酸浸种条 2～3h 或用生根剂与滑石粉调制成的生根剂浆沾种条，按 5cm×10cm 的株行距，插入准备好的沙床上，插入深度 3～5cm，插后淋水并喷杀菌剂，盖塑料拱棚保湿。

（5）苗床管理插扦后在苗床上搭建荫棚遮阴，育苗期间保持苗床土壤表面湿润不板结，干时喷淋水，不宜大水漫灌，10～15d 后插扦枝条生根后即可拆去荫棚，以利于形成壮苗，苗高 40cm 以上时剪顶，促发侧枝，翌年出圃。

3. 分株繁殖（根蘖苗）

枸杞树冠下，由水平根的不定芽萌发形成植株，待苗高 40cm 以上时，剪顶促发侧枝，当年秋季即可起苗移栽，这种苗多带有一段母根，常呈倒"丁"字形。一般也可在清明节后，直接挖取枸杞园内的根蘖苗进行移栽。

（三）田间管理主要技术

1. 加强苗床管理，培育壮苗

（1）揭膜放苗：凡覆盖地膜的硬枝插条育苗田，待插条

60%发芽后及时揭膜放苗。

（2）灌溉和排水：硬枝扦插一般在插条生根后灌第一次水；嫩枝扦插在生根前保持棚内湿度在 90% 以上。苗木生根后，前期灌水应少量多次，后期控制灌溉，并对积水及时排除。

（3）锄草：松土锄草应掌握锄早、锄小、锄尽的原则，结合锄草进行松土保墒。

（4）适时炼苗：嫩枝扦插在 80% 插条生根后，逐渐揭开拱棚和遮阳网，增加光照进行炼苗。

（5）抹芽插条：新梢 10 ~ 15cm 时，留 1 健壮枝，其余芽条抹去，苗高 40cm 以上时，摘心剪顶，促发侧枝。

（6）追肥：苗期追肥 2 ~ 3 次，每亩每次追尿素 10 ~ 15kg，追肥后适量灌水。

2. 繁育苗木适时出圃

（1）出圃时间：培育的苗木及时出圃，以获得经济效益，出圃时间在秋季落叶后，春季萌芽前，有利于成活。

（2）苗木分级一级苗：株高 60cm 以上，根径 0.8cm 以上；二级苗：株高 50 ~ 60cm，根径 0.6 ~ 0.8cm；三级苗：株高 40cm 以下，根径 0.4 ~ 0.5cm。苗木分级有利于新建园整齐一致，便于管理；有利于优质优价，提高种植效益。

（3）做好假植：秋季苗木起挖后，起出的苗应及时选地势高、排水良好、背风的地方假植待植或越冬。假植时应掌握苗头向南，疏摆，分层，培湿土，踏实。

（4）包装和运输：长途运输的苗木要用草袋包装，或带母土用草绳缠裹防散，保持根部湿润，并用标签注明品种名称、起苗时间、等级、数量。

3. 适时移栽定植

（1）栽植时间：以春栽为主，即土壤解冻至萌芽前，秋季落叶后到土壤冻结前亦可栽植。

（2）栽植密度：株行距 1m × 3m，亩栽 222 株。

（3）规格：按株行距规划设计要求，在定植前划行定点挖穴，规格 40cm×40cm×40cm（长×宽×深）。定植穴挖出的表土和心土各放一边，每穴内先施入有机肥 2～3kg，加复合肥 100g，将心土填入，混合均匀后盖表土 5cm，然后放入枸杞苗，扶直，填入少半坑土，提苗，踏实，再填土至苗木根颈处（即原土印处）踏实，栽植后及时整园灌水 1 次。

（4）定植时注意的几个技术环节：一是栽前对苗木进行一次修剪，包括对根部以上的萌条和苗冠部位的徒长枝全部剪去，对挖苗时挖伤的根剪平，以防止栽后感菌腐烂，造成死亡。二是苗木浸泡，在栽前要对苗木浸泡 12～24h，浸泡时用清水或用一定浓度的 ABT 生根粉或萘乙酸液均有利于成活。三是定植穴施肥要求肥土混合均匀再在施肥层上回填耕层活土 5cm 左右后再放苗栽植。四是栽植深度，要求和原来苗圃中生长时的深度相一致，即使埋得略深一点，也不能超过 5cm。

三、病虫害防治技术

（一）病害防治

（1）枸杞黑果病主要为害花蕾、花和青果。可在结果期用 1∶1∶100 波尔多液喷射；雨后立即喷 50% 福美甲胂可湿性粉剂 600 倍液，效果较好。

（2）根腐病可用 50% 托布津 1 000～1 500倍液或 50% 多菌灵 1 000～1 500倍液浇注根部。

（二）虫害防治

（1）枸杞实蝇防治可在越冬成虫羽化时，在杞园地面撒 50% 甲萘威 45kg/hm^2，摘除蛆虫果深埋、秋冬季灌水或翻土杀死土内越冬蛹。

（2）枸杞负泥虫可在春季灌溉松土，破坏越冬场所杀死虫源，4 月中旬于杞园地面撒 5% 甲萘威（1kg 对细土 5～7kg），杀死越冬成虫，或用敌百虫 800～1 000倍液防治。

还有枸杞蚜虫、瘿螨、木虱、蓟马、锈螨等为害，坚持综合防治，措施如下。

（三）病虫害主要防治方法

（1）农业防治包括：①加强中耕锄草，深翻晒土，减少传播媒介；②清洁枸杞园及周围，将枯枝烂叶、病虫枝、杂草集中烧毁；③枸杞园及时排灌，防止积水；④合理施肥、修剪，促进树体健康生长。

（2）物理防治：采用灯光、色彩诱杀害虫，如用银灰膜避蚜或黄板（柱）诱杀蚜虫。利用黑光灯诱杀瘿蚊等。

（3）生物防治主要包括：①保护天敌，创造有利于天敌繁衍生长的环境条件，投放寄生性、捕食性天敌，如赤眼蜂、龟纹瓢虫、中华草青蛉、七星瓢虫、捕食蛾等；②使用昆虫性外激素诱杀或干扰成虫交配产卵，减少和降低基数。

（4）药剂防治：枸杞病虫害防治应坚持以防治主要病虫兼治其他次要病虫。周年防治方案如下：3月下旬用5°石硫合剂或用29%果园清500倍液进行芽前喷雾封闭，可杀死越冬害虫的成虫、幼虫、卵和兼治根腐病等病菌；5月中旬用25%吡虫啉1 500倍液或20%螨死净2 000倍液喷雾防治蚜虫、木虱、蓟马、瘿螨和锈螨；6月中旬用哒螨灵1 000倍液喷雾，可防治蚜虫、木虱、蓟马、瘿螨和锈螨等其他害虫；7月中旬用0.3%苦参素800倍液防治蚜虫、蓟马等害虫；8月中旬用硫悬浮剂1 500倍液喷雾，防治瘿螨、锈病。当发生黑果病或枯萎病时可用400倍液春雷霉素防治或50%多菌灵600倍液喷洒，在生产实践中，可根据病虫发生的具体情况灵活确定主要防治对象、方法和药剂。

第六节　五味子

五味子，为木兰科五味子 *Schisandra chinensis* (Turcz.) Baill. 的干燥成熟果实。习称"北五味子"。主产于辽宁、吉林、黑龙江等地，河北、内蒙古等地亦产。习惯认为辽宁产者油性大，紫红色，肉厚，气味浓，质量最佳，故有"辽五味"之称。

一、栽培技术

(一) 选地与整地

1. 选地

选择潮湿的环境、疏松肥沃的土壤或腐殖质土壤。有灌溉条件的林下、河滩、溪流两岸，地势宜选择 15° 左右的半阳或半阴山坡，通风透光好的地方。

2. 整地

深翻、施足基肥，亩施充分腐熟符合无害化卫生标准的农家肥 5 000kg 左右，还可配合施用过磷酸钙、硝酸铵、硫酸钾等化学肥料。深耕，耙平作畦，低洼易涝雨水多的地块可作成高15cm 左右的高畦，高燥干旱，雨水较少的地方作成宽120～150cm 的平畦，畦长视地势而定。

(二) 繁殖方法

有种子繁殖、压条繁殖、扦插繁殖、根蘖繁殖和嫁接繁殖，大面积生产常采用种子繁殖。

1. 种子繁殖

(1) 种子处理：8—10 月，当五味子果实完全成熟时，选果粒大、均匀一致的果穗作种，搓去果皮、果肉，清水洗净，晒干或阴干。12 月中下旬用清水浸泡种子 3～4d，使充分吸水，每天换水 1 次，漂除瘪粒，然后捞出种子与 2～3 倍的洁净湿河沙混匀，沙子的湿度以手紧握成团而不滴水为好，放入室外准备好的深 50cm 左右的坑中，上面覆盖 10～15cm 的细土，再盖上草帘子，进行低温处理。播种前 15d 左右，将经低温处理后胚发育成熟的种子，拌上湿沙装入木箱，保持一定的湿度，在

20～25℃的条件下催芽，待大部分种子裂口时即可播种。

（2）播种育苗：五味子播种分春播和秋播，春播 5 月，秋播为 8 月，在实际生产中采用秋播为好。方法有撒播或条播，条播行距 10～15cm，播后覆土 2cm 左右，每平方米播种量 0.03kg 左右。浇透水，盖草保墒。出苗后撤去盖草，搭 100～150cm 高的棚架用苇帘或草帘遮阴，通风和少量阳光。当苗高 5～6cm 时，拆除架棚，按株距 5cm 定苗，每亩追施尿素 5kg，经常除草松土，并及时剪掉根茎生出的新枝，冬季小苗要覆盖草，第 2 年或第 3 年春即可定植，行株距 100cm×50cm，穴深 30～40cm，直径 40cm。

2. 压条繁殖

多在每年春季萌发前进行，在地面上每隔一段距离挖 1 个 10～15cm 深的坑，选 1～2 年生健壮茎蔓，将埋入土中部分外皮割伤，埋入土中，覆土踏实，浇水，待扎根抽蔓后与母枝分离即成新植株，翌年移栽。

3. 扦插繁殖

（1）硬枝扦插：4 月上旬，取出贮藏的种条，剪成 10～25cm 的插条，每 50 支捆成一捆，在室温条件下，插条基部 3～5cm 处用 150mg/kg ABT 1 号生根粉溶液浸泡 6～8h，或用 150mg/kg α-萘乙酸、吲哚丁酸水溶液浸泡 24h 后，取出用清水冲洗干净即可扦插。用河沙和营养土（大田表层土加充分腐熟符合无害化卫生标准的农家肥）按 3∶1 配比混合作扦插基质，做成宽 1.5～2m、高 15～20cm 的扦插苗床，底部铺设农用电热线。扦插时，插条与床面呈 45°角，插条基部温度保持在 25～26℃，扦插基质保持适宜温度。

（2）硬枝带嫩梢扦插：在 5 月上中旬，将母树上一年生长健壮枝条剪成 8～10cm 的插条，上部留 1 个 3～5cm 的新梢，基部用 200mg/kg α-萘乙酸水溶液浸泡 24h。扦插基质上层为 5～7cm 厚的细河沙，下层为 10cm 左右厚的营养土。插条与床面成

30°角，扦插密度 5cm×10cm，苗床上搭遮阳棚，在插条生根前叶片保持湿润。

（3）绿枝扦插：在 6 月上中旬采集半木质化新梢，剪成长度为 8～10cm 的插条，上留 1 片叶，插条基部用 200mg/kg ABT 1 号生根粉溶液浸蘸 15s 或用 300mg/kg α-萘乙酸水溶液浸透 3min，扦插基质及床面管理与"硬枝带嫩梢扦插"方法相同。

4. 根蘖繁殖

在栽培园中，3 年生以上北五味子树在地表以下 10～15cm 的土层中，可产生大量横走茎，5—7 月横走茎上的不定芽萌发生出大量根蘖，当嫩梢高 15～20cm 时将横走茎刨出，再用剪子剪出带根系的"幼苗"，按 10cm 的株距破垄栽植于准备好的苗圃地中，并对幼苗适度遮阳，2～3d 后去掉遮阳物。

5. 嫁接繁殖

落叶后至萌芽前采集 1 年生健壮枝条作接穗，结冻前起出 1～2 年生实生苗作砧木，在低温下贮藏以备次年萌芽期前进行劈接（或就地劈接）。嫁接前把接穗和砧木用清水浸泡 12～24h，在砧木根颈以下剪除地上部分，将接穗剪截长度 4～5cm，含 1 个芽眼，芽上剪留 2cm 左右，芽下剪留 3cm 左右，用切刀在接近芽眼的两侧下刀，削面为长 3cm 左右的楔子形，最下端留 1～2mm 厚，把削好的接穗放在水盆内待用，在砧木的中心处下刀劈开 3cm 长的劈口，选择粗细大致相当的接穗插入劈口内，要求有一面形成层对齐，接穗削面保留 1～2mm（"露白"），用塑料薄膜将整个接口扎严。然后把嫁接好的苗木移栽到苗圃，移栽后 10～15d 产生愈伤组织，30d 后可看出是否成活。

6. 大田栽植

按行株距 100cm×50cm 或 60cm×50cm 栽植，搭架。南北行间以利通风透光，挖穴深宽各约 40cm，将肥料和土拌匀，然后将一半回填到穴内并踩实。把选好的树苗放入穴中央，让根系向四周伸展，填入剩余的土并稍提树苗以便根系伸直，利于成活，把土填平踏实，围绕树苗用土做1个直径约50cm的树盘，浇水，水渗透完后再覆一层隔墒土。

（三）田间管理

1. 松土除草

在五味子生长期间要及时松土除草，但不要伤及根系，保持土壤疏松、无杂草。因种植地多为坡地，因此要对植株下侧进行培土，避免土壤流失。同时在树基部做好树盘，便于灌水。

2. 灌水施肥

五味子喜水喜肥，苗期生长较慢，要常浇水、施肥。特别是孕蕾开花结果期除了供给足够水分外，还需要大量肥料。一般1年追肥2次，第1次在展叶前，每株追施充分腐熟符合无害化卫生标准的农家肥5~10kg，或速效性氮肥及钾肥，在距根部30~50cm周围开15~20cm深的环状沟，勿伤及根系，施后覆土；第2次在开花前，适当追施磷、钾肥，促使果实成熟。随着树体的扩大，肥料的用量应逐年增加。

3. 搭架

移栽当年，植株生长量不大，株高一般在60cm左右，不需搭架。第2年后需搭架，用水泥柱做立柱，用木杆、竹竿或铁丝在立柱上部拉一横线，然后每个主蔓处插一竹竿或木杆，高250~300cm，用绳固定在横线上，及时把选留的主蔓缚到竹竿上引导五味子茎蔓上架生长。

4. 剪枝

一年在春、夏、秋三季剪枝。

（1）春剪：在萌发前进行，剪掉短结果枝和枯枝，长结果枝留8~12个芽，其余全部截去，剪后枝条疏密适度，通风透光好。

（2）夏剪：在5月上旬至8月上中旬进行，剪掉基生枝、重叠枝、膛枝和病虫害枝，对过密的新生枝也要疏剪或截短。

（3）秋剪：在秋季落叶后进行，剪掉基生枝。3 次剪枝时都要注意，每株选留 3 ~ 4 个生长势强、芽眼饱满的粗壮枝条培育成主蔓，其余大部分基生枝均剪掉，并引蔓上架。

5. 疏除明蘖及地下横走茎

五味子地下横走茎每年的生长量特别大，并且生长出大量的明蘖，造成较大的养分浪费，还会造成架面光照条件恶化，影响植株生长，因此，每年都要清除地下横走茎和明蘖。

二、病虫害及其防治

（一）病害

（1）叶枯病：5—7 月为发病盛期，主要为害叶片。初期从叶尖或边缘发病，逐渐感染整个叶面，使之枯黄脱落，严重时果穗脱落。

防治方法：①冬季彻底清除园内病残体，集中烧毁；②加强田间管理，增强通风透光，降低湿度；③发病初期及时摘除病叶，喷施 1∶1∶100 波尔多液预防；④发生期选用 50% 甲基托布津可湿性粉剂 1 000 倍液或 50% 代森锰锌可湿性粉剂 600 倍液喷雾 2 ~ 3 次，间隔 10d 左右，两种药可交替使用；⑤萌芽前可喷 1 次 5 波美度石硫合剂。

（2）根腐病：5 月上旬至 8 月下旬发病，主要为害根部，田间积水时易发病。发病时根部与地面交接处变黑腐烂，根皮脱落，叶片枯萎，甚至全株死亡。

防治方法：①下雨时要及时排水，避免田间积水；②发病期用 50% 多菌灵可湿性粉剂 500 ~ 1 000 倍液或用 50% 托布津 1 000 倍液浇灌根部，发病期应连续用药 2 次，间隔 8 ~ 10d；③发现死亡植株及时除掉深埋或烧毁，坑穴换新土，土壤进行消毒。

（3）黑斑病：5—8 月发病，主要为害叶片。发病先从植株中下部叶片开始，逐渐向上扩展。病初在叶片上生有黑色小斑，病斑逐渐扩展，融合成大斑，使叶片组织枯死，整叶干枯或脱落。

防治方法：①冬季清洁田园，集中烧毁枯枝落叶；②5月下旬喷施1∶1∶100波尔多液进行预防；③发病期喷施75%百菌清可湿性粉剂600倍液或80%代森锰锌可湿性粉剂1 000倍液，这些杀菌剂可交替使用；④萌芽前全园喷1次5波美度石硫合剂。

（4）白粉病：在6—7月发病，主要为害叶片。病初在叶面上出现针刺状褪绿色小点，逐渐上覆白粉，严重时扩展至整个叶面，病叶由绿变黄，向上卷缩，干枯脱落，影响幼果生长。

防治方法：①冬季清洁田园，集中烧毁枯枝落叶；②白粉病与黑斑病发病期相近，5月下旬喷施1∶1∶100波尔多液进行预防；③发病期喷施25%粉锈宁可湿性粉剂800～1 000倍液。

（二）虫害

卷叶虫：7—8月，幼虫为害叶片和果实，造成卷叶，影响果实生长，甚至脱落。

防治方法：①冬季清洁田园，集中烧毁枯枝落叶，消灭虫蛹，减少虫源；②用灯光诱杀成虫；③发病期喷洒50%辛硫磷乳油1 500倍液或40%乐果1 000倍液或80%敌百虫1 500倍液或20%溴氯菊酯2 000～3 000倍液，防治效果很好。

第七节　山茱萸

山茱萸，为山茱萸科植物山茱萸 *Cornus officinalis* Sieb. et Zucc. 的干燥成熟果肉。主产浙江、河南等省，安徽、陕西、山西、四川等省也有栽培。以浙江所产个大、肉厚、色鲜红为优，河南产量最大。

一、栽培技术

（一）选地与整地

山茱萸园地宜选在海拔 700m 左右的低山丘陵区。

1. 育苗地

育苗地宜选择背风向阳、光照良好的缓坡地或平地，以土层深厚、疏松、肥沃、湿润、排灌方便的中性或微酸性砂质壤土为好。在入冬前深耕 30～40cm，耕后整细耙平，结合整地亩施充分腐熟的土杂肥 3 000～4 000kg 作基肥。播种前，北方地区多做平畦，南方多做 1.3m 宽的高畦。育苗地不宜重茬。

2. 栽植地

选择地形起伏不大、坡度较小、场面开阔、排灌良好、土层深厚的砂质壤土地种植。也可利用房前屋后，田边渠旁等闲散地进行栽种。坡度小的地块要按常规进行全面耕翻；坡度在 25°以上的地段，按坡面一定宽度沿等高线开垦，即带垦，带与带之间不留生土带；坡度大、地形破碎的山地或石山区采用穴垦，其主要形式是鱼鳞穴整地，穴与穴之间交错排列成鱼鳞状。高山、阴坡、土壤黏重、光照不足、排灌不良处不宜栽培。

（二）繁殖方法

山茱萸主要采用种子繁殖，也可采用嫁接和压条繁殖。

1. 种子繁殖

一般育苗两年后移栽。

（1）选种与种子处理：选择树势健壮、生长旺盛、冠形丰满、抗逆性强的中龄树作为采种树。秋季果实成熟时，采集果大、核饱满、无病虫害的果实，晒 3～4d，待果皮柔软去掉皮肉后进行种子处理。

①沙贮催芽法。去掉皮肉的种子用清水浸泡后，用洗衣粉或碱液反复搓揉，再用清水反复清洗至种子表皮发白，捞起晾

干。在室外挖坑，坑底铺一层 3~5cm 厚的湿润细沙，上铺一层
3cm 厚种子，再铺一层细沙，如此 4~5 层，最上方覆盖厚约
15cm 的细土，稍高出地面，使之呈龟背形，防积水，注意保湿
防冻。经过 5 个多月的处理，至少有一半种子裂口露白时进行
春播育苗。②浸沤催芽法。用 50℃ 左右温水浸泡种子 2d，然后
挖坑闷沤。选向阳潮湿处挖坑，将湿沙与牛、马粪混合均匀，
然后一层粪土与一层种子交替铺放坑内，铺 5~6 层即可，最后
盖粪土约 7cm 厚，呈馒头状，防积水，注意保湿防冻。4 个月后
检查，如发现粪土有白毛、发热、种子皮裂口应立即播种育苗，
防止芽大无法播种。若没有裂口，则继续闷沤。③腐蚀法。每
千克种子用 15g 漂白粉，放入清水内拌匀溶化后放入种子。根
据种子数量加水，至高出种子 12cm 左右，每天用棍搅拌 4~5
次，让其腐蚀掉外壳的油质，使外壳腐烂，浸泡至第 3d，捞出
种子拌入草木灰，即可育苗。

（2）播种育苗：3 月下旬至 4 月上旬，将萌动的种子在整好
的苗床上进行条播。按行距 25~30cm 开沟，深 2~3cm，将种
子均匀播入沟内，覆土 1.5~2cm 并稍镇压后，上盖一层薄膜或
草秆，保持畦面湿润，防止地面干旱板结，旱时及时浇水，播
后 20d 左右便可出苗。每亩用种量 40~60kg。出苗后除去盖草，
当苗高 15cm 左右时进行间苗、锄去杂草，按株距 10cm 左右定
苗，结合中耕亩施尿素 4kg 或充分腐熟符合无害化卫生标准的
稀薄的肥水进行追肥，加速幼苗生长。对达不到定植高度的幼
苗，入冬前浇一次防冻水，在根部培施土杂肥并加盖杂草，以
利保温保湿，使幼苗安全越冬。一般育苗期 2 年便可移栽定植。

（3）定植：山茱萸苗高 50~100cm 时，即可移栽定植，于
冬季落叶后或早春萌芽前移栽。阴天起苗，苗根带土，随起随
栽。在山地栽植，一般采用 3m×4m 或 4m×5m 的株行距挖穴；
大面积栽植，可采用 2.5m×3m 或 3m×3m 的株行距挖穴。穴深
50cm，每穴施充分腐熟符合无害化卫生标准的农家肥 5~6kg，
与表土混匀后定植，每穴栽壮苗 1 株。填土踩紧后，浇定根水。

2. 嫁接繁殖

一般山茱萸实生苗 7~10 年后才能结果，嫁接苗 2~3 年即可开花，且能保持品种的优良性状，是山茱萸人工栽培良种化的常用方法。砧木采用优良品种的实生苗，接穗宜从产量高、果实大、果肉肥厚、生长健壮、无病虫害的优良单株上采集。剪取位于树冠中部或中上部的 1~2 年生枝条作接穗，进行芽接和切接，其成活率都在 80% 以上。芽接于 7—9 月进行，通常采用 "T" 字形盾芽嵌接法。切接于 2—3 月间树液流动至芽膨大期进行，多选用 1~2 年生、茎基直径在 0.6~1.0cm 的实生苗作砧木。

（三）田间管理

1. 中耕除草

山茱萸定植成活后的前 3 年，于每年春、夏、秋季各松土除草 1 次，保持植株周围无杂草。前期中耕宜浅不宜深，成株后，可适当加深以促进根系生长。松土深度一般为 5~10cm，在距幼树 20cm 以内宜浅翻，以免伤根。秋季锄草后要培土并把杂草堆放在幼树根部作肥、保湿保温，但不能紧靠根颈处，避免堆草发热灼伤根颈。

2. 追肥

移栽时如施底肥较多，当年可不追肥。以后每年在春、秋两季各追肥 1 次。幼树施肥以氮肥、充分腐熟符合无害化卫生标准的粪水为主，每株可施 5~10kg，开环状沟和放射状沟施肥。结果树每年要增施磷、钾肥，每株追施充分腐熟符合无害化卫生标准的粪水 10~15kg。在每年 4—7 月，每月还可用 0.3%~0.5% 磷酸二氢钾、0.5% 尿素和 0.2% 硼酸混合液进行 1~2 次叶面喷肥，以提高坐果率，增加果实重量，提高果实品质。

3. 灌溉

山茱萸在定植后和成年树开花、幼果期，或夏、秋两季遇天气干旱时，要及时浇水保持土壤湿润，保证幼苗成活和防止落花落果。

4. 整形修剪

山茱萸有以短果枝及短果枝群结果为主的习性，以及萌发力强、成枝力弱的特点。进行修剪后形成合理的树体结构和冠形，增加树冠内透光程度，可使幼树提早开花结果、成年树丰产稳产、老年树更新复壮。

（1）幼树整形修剪：重在培养树形，这个时期应以整形为主，修剪为辅。修剪应以疏删（从基部剪除）为主，短截为辅。疏剪的枝条包括生长旺、影响树形的徒长枝、骨干枝上直立生长枝条、过密枝以及纤细枝。通过修剪尽快形成树冠，缓和树势，促进早开花结果。一般采用疏散分层形和自然开心形两种树型。

（2）成年树的修剪：山茱萸进入结果期，早期仍以整形为主。进入盛果期后，则以修剪为主。由于此时生长枝数量显著减少，所以生长枝要尽量保留，特别是树冠内膛抽生的生长枝更为宝贵。对生长枝的修剪，应以"轻短截为主，疏剪为辅"，以促进分枝，培养新的结果枝群，更新衰老的结果枝群。侧枝应及时回缩，剪口附近的短枝长势转旺，整个侧枝又开始向外延伸，同时，侧枝的中下部也常抽生较强的生长枝，可用来更新衰老的结果枝群。回缩时应注意"强者轻回缩，弱者重回缩"。

（3）老树的修剪：多数老树由于大量结果导致树体负担过重，结果枝群大量枯死，造成树势衰老。因此，除加强肥水管理外，应及时疏删枯枝、弯曲的大枝和纤弱枝，促使抽生强壮的新梢；对再生力较强的枝条，进行重剪，使侧枝及时回缩到较强的分枝处；轻剪徒长枝，将其培育成骨干枝，促使徒长枝多抽中、短枝群。经2~3年培养后可逐渐恢复树势。

5. 疏花

3月开花时，根据树势的强弱、花量多少确定疏除量。一般逐枝疏除30%的花序，即在果树上按7～10cm距离留1～2个花序，可达到连年丰产的目的。在小年要采取保果措施，可在3月盛花期喷施0.4%硼砂和0.4%尿素。

二、病虫害及其防治

（一）病害

（1）灰色膏药病：多在成年山茱萸的树干和枝条上发生。发病初期呈灰白色，后变灰褐色，最后呈黑褐色。病斑贴在枝干上形成不规则厚膜，像膏药一样，故称膏药病。受害后树势衰退，严重的不能开花结果，甚至枯死。

防治方法：①冬季用刀刻去菌丝膜后，涂上20%石灰乳剂保护树干枝条。②喷石硫合剂（冬季8波美度，夏季4波美度），消灭传染媒介，防止孢子在介壳虫的分泌物上发芽。③发病初期喷施1∶1∶100的波尔多液或50%多菌灵600倍液，每10～14d喷1次，连续多次。

（2）炭疽病：6月上旬发病，主要为害果实、叶片。绿色果实上初生圆形红色小点，病斑扩大后呈黑色，边缘紫红色，病斑凹陷，外围有红色晕圈，使青果未熟先红，严重时全果变黑干枯脱落。叶片受害时，初为红褐色小点，后逐渐扩大成褐色圆形病斑，边缘红褐色，病斑常穿孔脱落。

防治方法：①选育抗病的优良品种。②清洁田园，将病残体、枯枝落叶及病果集中烧毁。③加强苗木检疫，栽苗前用抗菌剂401浸苗21h。④发病初期喷施1∶2∶200波尔多液或50%多菌灵可湿性粉剂800倍液或50%退菌特500倍液。⑤在春季树体萌芽前喷1次5波美度石硫合剂，对消灭越冬病菌有良好效果。

（3）白粉病：为害叶片，被害植株叶片自尖端向内失绿，叶面有褐色或淡黄色病斑，叶背面有白粉状物，后期散生褐色小颗粒，最后叶片干枯。

防治方法：①合理密植，使林间通风透光。②发病初期，喷施 50%托布津 1 000 倍液。

（二）虫害

（1）蛀果蛾：幼虫钻入果内，纵横蛀道取食，蛀空的果实内遍积虫粪，随果实的成熟，为害加重，使果实肉质减少，严重影响产量和质量。蛀果蛾一年 1 代，老熟幼虫入土结茧越冬，成虫有趋化性。

防治方法：①选择虫害发生少的优良品种进行种植。②8 月集中捕捉或用 40%乐果乳剂 1 000 倍液喷杀，连续 2 次。③利用食醋加敌百虫制成毒饵，诱杀成蛾。④用 2.5%敌百虫粉剂处理树干周围土壤，可以杀死入土幼虫和蛹。

（2）大蓑蛾：幼虫以取食叶片为主，也可食害嫩枝和幼果，幼虫将叶片咬成空洞、缺刻，甚至吃光，尤以长江以南地区发生为害重。1 年发生 1 代，老熟幼虫悬吊在寄主枝条上的囊中越冬。

防治方法：①在冬季人工摘除虫囊。②可选用青虫菌或 Bt 乳剂（孢子量每克 100 亿个以上）500 倍液喷雾。③在低龄幼虫盛期，可喷施 90%晶体敌百虫 800～1 000 倍液，喷药时要湿虫囊。

第五章 花 类

第一节 金银花

一、概述

金银花的基源植物忍冬为忍冬科忍冬属植物，以未开放的干燥花蕾及藤入药。花蕾生药称金银花，别名银花、双花、二花、忍冬花等；藤叶生药称忍冬藤。全国大部分地区均有栽培，其中以河南省密县和山东省平邑、费县最著名，是我国重要大宗出口药材之一。花含绿原酸、异绿原酸、木犀草苷、肌醇、皂苷、挥发油等。金银花味甘，性寒，归肺、心、胃经，具有清热解毒、凉散风热的功能，主治痈肿疔疮、喉痹、丹毒、热毒血痢、风热感冒、温病发热等症，亦可治疗和预防呼吸道感染、小儿肺炎、急性腹泻、急性结膜炎、传染性肝炎、流行性腮腺炎等多种疾病。忍冬藤味苦，性寒，归肺、胃经，具有清热解毒、疏风通络的功能，主治温病发热、热毒血痢、痈肿疮疡、风湿热痹、关节红肿热痛等症。金银花和藤叶中抗菌有效成分以氯原酸和异氯原酸为主。同属植物灰毡毛忍冬、红腺忍冬、华南忍冬及黄褐毛忍冬亦入药，中药名山银花，其功效与金银花相似。

二、栽培技术

（一）选地、整地

1. 育苗地的选择

选择地势平坦、便于排灌、耕作层深厚、较肥沃的砂壤土或壤土，pH 值稍低于 7.5 为好。深翻后，做成宽 1m 的平畦。

2. 栽培田的选择

可利用荒山、路边等进行栽培，以地势平坦、土层深厚、肥沃、排水良好的砂壤土为好。深翻土地，施足基肥，然后做成高畦。

（二）繁殖方法

以扦插繁殖为主，种子繁殖和分根、压条繁殖不普遍。扦插繁殖又分大田直接扦插和扦插育苗两种方式。

1. 扦插时期

一般在雨季进行，春、夏、秋均可。春季在新芽萌发前，秋季于 9 月初至 10 月中旬。长江以南亦可在夏季 6—7 月高温多湿的梅雨季节进行。

2. 插条的选择与处理

选择生长健壮、无病虫为害的 1~2 年生枝条，将其截成 30cm 左右枝条，摘去下部叶子作插条，每根至少具有 3 个节位，上部 2~4 片叶，将下端近节处削成平滑斜面，每 50 根扎成 1 小捆，用 500ml/L 的 IBA 溶液快速浸蘸下斜面 5~10s，稍晾干后立即进行扦插。

3. 扦插方法

大田直接扦插繁殖，在整好的土地上，按行株距 165cm × 150cm 挖穴，穴径和深度为 40cm，挖松底土，施入腐熟厩肥或堆肥 5kg，每穴插入 3~5 根，入土深度为插条的 1/3~1/2，地上露出 7~10cm，栽后填土压实，浇 1 次透水，保持土壤湿润，15d 左右即可生根发芽。扦插育苗是在插床上按行距 15~20cm，株距 3~5cm，将插条 1/3~1/2 斜插入土壤中，浇 1 次透水。若早春低温时则要搭棚保温、保湿。生根发芽后，随即拆棚，进行苗期管理。春插的于当年冬季或翌年春季出土定植；夏、秋扦插的于翌年春季移栽。移栽时可按大田直接扦插法进行，也可按行株距120cm×120cm挖穴，穴深和穴径均为30cm，每穴3株呈品字形栽种。成活后，通过整形修剪，培育成直立单株的矮小灌木。

(三) 田间管理

1. 中耕除草

每年中耕除草3~4次：第一次在春季萌发出新芽时；第二次在6月；第三次在7—8月；第四次在秋末冬初进行。结合中耕除草进行根际培土，以利越冬。中耕时，在植株根际周围宜浅，远处可稍深，避免伤根，否则影响植株根系的生长。

2. 追肥

每年早春萌芽和第一批花蕾收获后，开环沟施厩肥、化肥等。在入冬前最后一次除草后，施腐熟的有机肥或堆肥（饼肥）于花墩基部，然后培土。试验表明，对三年生以上的花墩，于清明前后每墩追施尿素100g，立夏前后每墩追施磷酸二铵50g，产量可提高50%~60%，增产效果显著。

忍冬的萌芽力和成枝力强，枝叶生长量大，营养生长往往过于旺盛。第一茬花期，超过60cm的长花枝占到总枝量的50%左右，即使到了第3茬花期，长枝的比例仍然占到20%左右。这些长枝节间较长，容易缠绕，造成枝叶发育不良，给花蕾采摘带来困难。采用较低浓度多效唑（PP_{333}）处理，可以有效控制忍冬的枝条旺长，减少长花枝的比例，缩短长枝的节间长度，并有增产和提高花蕾绿原酸含量的效果。

3. 整形修剪

忍冬是一种喜光的多年生植物，在其生长旺盛期，只有加强管理，使枝条疏密合理，才能达到高产、稳产的目的。经过人工修剪刺激，一年内可多次开花，但每茬花的产量和有效物质成分并不同。

（1）墩形：忍冬丰产墩形主要有自然圆头形、伞形两种。

自然圆头形：主干1个，高20cm左右，一级骨干枝2~3

个，二级骨干枝 7~11 个，三级骨干枝 18~25 个，开花母枝 80~100 个。枝条自然、均匀地分布在主干上，无一定格局，以通风透光为原则，墩高 1~1.2m，冠径 0.8~1m。优点是，空间利用率高，通风透光，病虫害少，丰产性能好，适于密植；缺点是整形难，开花晚。

伞形：主干 3 个，高 15~20cm，一级骨干枝 6~7 个，二级骨干枝 12~15 个，三级骨干枝 20~30 个，开花母枝 80~120 个。枝条上下、左右均匀排列，以充分利用光能为原则，墩高 0.8~1m，冠径 1.2~1.4m。优点是成形早，收效快；缺点是花秧易着地，常有掐秧现象。

（2）修剪时期与方法：分两个时期进行：一是休眠期修剪，从 12 月至翌年 3 月均可进行；二是生长期修剪，5 月至 8 月中旬均可进行。

①休眠期修剪方法。1~5 年生幼墩的修剪主要是以整形为主，开花为辅。重点培养好一二三级骨干枝，培育成牢靠的骨干架，为以后丰产打下基础。第一年冬季，根据选好的墩形，选出健壮的枝条，自然圆头形留 1 个，伞形留 3 个，每个枝留 3~5 节剪去上部，其他枝条全部剪去。在以后的管理中，经常注意把根部生出的枝条及时去掉，以防分蘖过多，影响主干的生长。翌年冬季，此期修剪的任务主要是培养一级骨干枝。自然圆头形在主干上选留 2~3 个，伞形选留 6~7 个新枝作一级骨干枝，每个枝条留 3~5 节剪去上部。选留标准是枝条基部直径 0.5cm 以上，角度 30°~40°，分布均匀，错落着生，其他枝条一律去掉。第 3 年冬季，主要任务是选留二级骨干枝，更好地利用空间。金银花枝条基部的芽饱满，抽生的枝条健壮，可利用其调整更换二级骨干枝的角度，延伸方向。自然圆头形留 7~11 个，伞形选留 12~15 个，留 3~5 节剪去梢上部，作为二级骨干枝，方法、标准同上，其余全部去掉。第 4 年冬季，一是选留三级骨干枝；二是利用新生枝条调整二级骨干枝。自然圆头形留 18~25 个，伞形留 20~30 个，作为三

级骨干枝。方法、标准同前。第 5 年冬季，骨干架已基本形成，修剪的目的是提高花蕾产量。一是选留足够的开花母枝；二是利用新生枝条调整骨干枝的角度、方向，分清有效枝和无效枝，去弱留强，选留的开花母枝 2~3 个，每个三级骨干枝最多留 4~5 个，全墩留 80~120 个，母枝间距离 8~10cm，不能过密，对开花母枝仍留 2~5 节剪去上部，其他全部疏除。5 年以后，忍冬进入开花盛期，整形已基本完成，转向丰产稳产阶段。这时的修剪主要选留健壮的开花母枝。来源 80% 是一次枝，20% 是二次枝，开花母枝需年年更新，越健壮越好。其次是调整更新二、三级骨干枝，去弱留强，复壮墩势。修剪步骤是，先上后下，先里后外，先大枝后小枝，先疏枝后短截。疏除交叉枝、下垂枝、枯弱枝、病虫枝及全部无效枝。留下的开花母枝短截，旺者轻截留 4~5 节，中者重截留 2~3 节。枝枝都截，分布均匀，布局合理，枝间距仍保持 8~10cm。土地肥沃，水肥条件好的可轻截，反之重截。一般墩势健壮的可留 80~100 个开花母枝，每枝可产干花约 0.5kg，每亩产量达 110~150kg。20 年以后的忍冬，修剪除留下足够的开花母枝外，主要是进行骨干枝更新复壮，多生新枝，保持产量。方法是疏截并重，抑前促后。②生长期修剪方法。由于金银花自然更新能力很强，新生分枝多，已结过花的枝条当年虽能继续生长，但不再开花，只有在原开花母枝上萌发的新梢，才能再开花结果，因此生长期修剪是在每次采花后进行，剪去枝条顶端，使侧芽很快萌发成新的枝条，促进形成多茬花，提高产量。第一次剪春梢是在 5 月下旬（头茬花后）；第二次剪夏梢在 7 月中旬（二茬花后）；第三次剪秋梢在 8 月中旬（三茬花后）。要求疏去全部无效枝，壮枝留 4~5 节、中等枝留 2~3 节短截，枝间距仍保持 8~10cm。山东平邑县试验结果表明：经 1 次冬剪和 3 次生长期剪枝后，平均每墩鲜花总产 969.25g，不剪的每墩鲜花总产 684.58g，增产 41.58%。

4. 越冬保护

在北方寒冷地区种植金银花，要保护老枝条越冬。老枝条若被冻死，次年重新发枝，开花少，产量低。

5. 排水灌溉

花期若遇干旱或雨水过多时，均会造成大量落花、沤花、幼花破裂等现象。因此，要及时做好灌溉和排涝工作。

三、病虫害防治

（一）主要病害及防治

为害忍冬的病害主要有白粉病、褐斑病和锈病等。

1. 白粉病

为害忍冬叶片和嫩茎。发病初期，叶片出现圆形白色绒状霉斑，并不断扩大，连接成片，形成大小不一的白色粉斑，最后引起落花、凋叶，使枝条干枯。防治方法：选育抗病品种，凡枝粗、节短而密、叶片质厚而浓绿、密生绒毛的品种，大多为抗病力强的品种；用50%胶体硫100g，加敌敌畏20g，加90%敌百虫100g，对水20kg进行喷雾，还兼治蚜虫；发病严重时可用25%粉锈宁1 500倍液喷雾防治，每隔7d喷1次，连喷3~4次。

2. 褐斑病

常于7—8月发生。发病后，叶片上病斑呈圆形，或受叶脉所限呈多角形，黄褐色，潮湿时背面生有灰色霜状物。防治方法：清除病枝落叶，减少病菌来源；加强管理，增施肥料，促使植株生长健壮，增强抗病能力；发病初期可用65%代森锌500倍液或1∶1.5∶300的波尔多液喷雾，每隔7~10d喷1次，连续2~3次。

3. 锈病

在高温多湿季节发病严重。主要为害叶片。发病初期，先在下部叶片的背面产生锈褐色微隆起的小疱斑，破裂后散发出铁锈色粉末（病菌的夏孢子）。发病后期，叶片上产生暗褐色疱斑，此即为病菌的冬孢子堆。发病严重时，叶片自下而上枯死。病原菌以冬孢子随病叶掉落在土堆中越冬。防治方法：冬剪和收获后，清洁田园，集中处理田间病残枝叶，烧毁深埋，可消灭越冬病菌；注意排水，降低田间湿度，可减轻发病；增施磷、钾肥，增强植株抗病力；发病初期喷洒25%粉锈宁乳剂1 000～1 500倍液或20%萎锈灵乳剂200倍液或65%代森锌500倍液，每隔10d喷1次，连喷2～3次。

（二）主要虫害及防治

为害忍冬的害虫主要有蚜虫、尺蠖、咖啡虎天牛等。

1. 蚜虫

成虫、幼虫刺吸汁液，使幼叶卷曲发黄。防治方法：用敌敌畏乳油800～1 500倍液防治。

2. 尺蠖

幼虫暴吃叶片。防治方法：可用90%敌百虫800～1 000倍液防治。

3. 咖啡虎天牛

7—8月为严重为害期，以幼虫和成虫两种虫态越冬，越冬成虫于第2年4月中旬咬穿忍冬枝干表皮，出孔为害。越冬幼虫于4月底至5月中旬化蛹，5月下旬羽化成虫，成虫交配后产卵于粗枝干的老皮下。卵孵化后，幼虫开始向木质部内蛀食，造成主干或主枝枯死。折断后蛀道内充满木屑和虫屎。防治方法：发现茎叶突然枯萎时，清除枯枝，进行人工捕捉；在产卵盛期，用50%辛硫磷乳油600倍液喷杀；在田间释放天牛肿腿蜂。

第二节 菊 花

一、概述

菊花为菊科菊属多年生草本植物,以干燥头状花序入药,味甘、苦,性微寒,归肺、肝经,具有散风清热、平肝明目、解毒的功能,主治风热感冒、头痛眩晕、目赤肿痛等症。主含挥发油、菊苷、氨基酸、黄酮类及绿原酸等多种成分,其中总黄酮和绿原酸为主要有效成分。菊花总黄酮还具有降血压、扩张冠状动脉、防止冠脉粥样硬化等作用,临床上用于治疗高血压和冠心病,绿原酸具有抗炎、抗氧化、扩冠降脂、保肝利胆等多种作用。药用菊花在我国栽培历史悠久,是我国重要出口药材之一。菊花按产地、加工方法与商品规格的不同逐渐形成杭菊、亳菊、滁菊、贡菊、祁菊、怀菊、川菊、济菊八大主流品种,尤以前面四大品种闻名。其中,杭菊主产于浙江桐乡、江苏射阳和湖北麻城,杭菊又有白菊和黄菊之分,黄菊能疏散风热,白菊善清肝平肝;亳菊主产于安徽亳州;滁菊主产于安徽滁州;贡菊主产于安徽歙县一带,亦徽菊,浙江德清亦产(另称德菊);祁菊主产于河北安国;川菊主产于四川;济菊主产于山东;怀菊主产于河南武陟、温县、沁阳、博爱一带。菊花在我国用药历史悠久,同时又被广泛用于保健品,如可做日常生活中的菊花茶直接饮用,也可做菊花枕、菊花食品等,因此其社会需求量较大,栽培面积也在不断扩大。需要注意的是,菊花与野菊花同属但不是同种植物,药效亦有所不同。

二、栽培技术

(一) 选地、整地的要求

1. 育苗地的选地与整地

育苗地应选择地势平坦、土层深厚、疏松肥沃和灌溉方便的地块。于头年秋、冬季深翻土地，使其风化疏松。在翌年春季进行扦插繁殖前，再结合整地施足基肥，浅耕一遍。然后作成宽120cm，长视地形而定的苗床，床面呈瓦背形，四周开好大小排水沟，以利于排水。

2. 栽植地的选地与整地

栽植地宜选择地势高燥、阳光充足、土质疏松、排水良好的土地，以沙质壤土最为理想。于前作收获后，翻耕土壤25cm左右，结合整地每公顷施入腐熟厩肥或堆肥37 500kg，翻入土内作基肥。然后整细耙平作成宽120cm的高畦，畦沟宽30cm，沟深20~30cm，畦面呈瓦背形，四周开好大小排水沟，以利于排水。

（二）繁殖方法

生产上常用分株繁殖和扦插繁殖。

1. 分株繁殖

（1）培育壮苗和选苗：于11月收获菊花后，将地上茎枝齐地面割除。选择生长健壮、无病虫害的植株，将其根蔸全部挖起，集中移栽到一块肥沃的地块上，用腐熟厩肥或土杂肥覆盖保暖越冬。翌年3—4月，扒开土粪等覆盖物，浇施1次稀薄人畜粪水，促其萌发生长。4—5月，当菊苗长到15cm左右时，挖出全株，顺着茎枝分成带白根的单株。然后，选取种根粗壮、须根发达、无病虫害的作种苗，立即栽入大田。

（2）移栽定植：移栽前，将苗根用50%多菌灵600倍液浸渍12h，可预防叶枯病等病害。在整好的栽植地上按行株距40cm×30cm挖穴，每穴栽入种苗2~3株。栽后用手压紧苗根并浇水湿润。一般每公顷可分栽大田15hm² 左右。

2. 扦插繁殖

于每年4—5月或6—8月，在菊花打顶时，选择发育充实、健壮无病虫害的茎枝作插条。去掉嫩茎，将其截成10~15cm长的小段，下端近节处，削成马耳形斜面。先用水浸湿，快速在

1 500～3 000mg/L 吲哚乙酸（IAA）溶液中浸蘸一下，取出晾干后立即进行扦插。扦插时，在整好的插床上，按行株距10cm×8cm 画线打引孔，将插条斜插入孔内。插条入土深度为穗长的 1/2～2/3。插后用手压实并浇水湿润。约20d 即可发根。插条生根萌发后，若遇高温天气，应搭棚遮阴，增加浇水次数；发现床面有杂草，要及时拔除，加强肥水管理，促使菊苗生长健壮。当苗高20cm 左右时，即可出圃定植。定植密度同分株繁殖。移栽时将菊苗顶端用手掐去3cm 左右的嫩头，可减少养分消耗，并促进多分枝，生长快，产量高。

（三）田间管理

1. 中耕除草

菊苗栽植成活后至现蕾前要中耕除草 4～5 次。第 1 次在立夏后进行，除净杂草，避免草荒；第 2 次在芒种前后进行，此时杂草滋生，应及时除净，以免其与菊苗争夺养分；第 3 次在立秋前后进行；第 4 次在白露前进行；第 5 次在秋分前后进行。前 2 次松土宜浅不宜深，勿伤根系；后 3 次宜深不宜浅，并且在后 3 次中耕除草后，应进行培土壅根，防止植株倒伏。

2. 追肥

菊花喜肥、耐肥，除施足基肥外，在生长期还应追肥 3 次。第 1 次于移栽后半个月左右追施，当菊苗成活开始生长时，每公顷追施稀薄人畜粪水 15 000kg 或尿素 120～150kg 对水浇施，以促进菊苗生长；第 2 次在植株开始分枝时追施，每公顷施入稍浓的人畜粪水 22 500kg 或腐熟饼肥 750kg 对水浇施，以促其多分枝；第 3 次在孕蕾前追施，每公顷施入较浓的人畜粪水 30 000kg 或尿素 150kg 加过磷酸钙 375kg 对水浇施，以促多孕蕾开花。菊花有 "七死八活九开花" 之说，意指菊花在 7 月生长不旺盛，常因缺水而萎蔫。8 月菊花又开始旺盛生长了。因此，大量的速效肥料应在 7 月中旬至 8 月中下旬施入，有利增产。此外，在孕蕾期叶面喷施 0.2% 的磷酸二氢钾溶液，能促进开花整齐，提高菊花产量和质量。

3. 摘心打顶

为了促进菊花多分枝、多孕蕾开花和主秆生长粗壮，应于小满前后，当苗高 20cm 左右时进行第 1 次摘心，即选晴天摘去顶心 1～2cm。以后每隔半月摘心 1 次，共 3 次。在大暑后必须停止，否则分枝过营养生长过旺，营养跟不上，则花朵变得细小，反而影响菊花产量和质量。此外，对生长衰弱的植株，也应少摘心。

三、病虫害防治

（一）主要病害及防治方法

为害菊花的病害主要有霜霉病、褐斑病、花叶病等。

1. 霜霉病

常为害叶片和嫩茎，春、秋两季均可发病。春季发病，使幼苗叶片褪绿，微向上卷曲，叶背和幼茎长满白色霉层，随着幼苗的生长，叶片自下而上变为褐色，最后干枯而死。秋季发病，使叶片、嫩茎、花蕾全部布满白色霉层，叶片呈现灰绿色，萎蔫，最后植株逐渐枯死。防治方法：选育抗病品种；实行与禾谷类作物 3 年以上的轮作期和选择未曾发生过霜霉病的地块栽植；移栽前，幼苗用 40% 乙膦铝 300 倍液浸种苗 5～10min，或用 50% 多菌灵 600 倍液浸泡 12h，晾干药液后栽植；春季发病喷洒 40% 乙膦铝 250～300 倍液，每隔 7～10d 1 次，连喷 2 次；秋季发病，于 9 月上旬发病前和发病初期，喷洒 50% 多菌灵 800～1 000 倍液或 40% 乙膦铝 300 倍液或 50% 瑞毒霉 300 倍液，每隔 7～10d 喷 1 次，上述农药交替使用，连喷 5 次。

2. 褐斑病

又名叶枯病、斑枯病。为害叶片，由下至上蔓延。发病初期，叶片上出现圆形的黄色至褐色病斑。后期病斑中心变为灰褐色至灰黑色，并生有许多小黑点。严重时几个病斑连接成大斑，使叶片干枯，但不脱落，悬垂在茎上。在雨水过多，湿度过大的季节，叶片枯死率可达90%以上，是菊花严重的病害之一。防治方法：增施磷、钾肥，如喷施磷酸二氢钾，可增强植株抗病能力；在雨季注意排水，降低田间湿度；发病初期，用50%多菌灵800~1 000倍液或50%托布津1 000~1 500倍液喷雾；在梅雨季节来临时，喷施1次1：1：100波尔多液，并于9月上中旬各喷1次，共3次。

3. 花叶病

又名病毒病。为害叶片，症状有的为花叶；有的为红叶；有的变为灰绿色，具灰白色不规则微隆起的线状条纹；有的叶脉绿色，叶肉出现色泽不同、形状不规则的斑纹；有的叶片变小、变厚，叶尖短而钝圆，叶缘内卷，正面暗绿色，背面沿叶缘变为紫红色。病株生长衰弱，叶片自下而上枯萎而死。防治方法：选健壮植株作为分株或扦插繁殖的母株；增施磷、钾肥，增强植株抗病能力；及时防治传毒害虫如蚜虫、红蜘蛛等。

（二）主要虫害及防治方法

为害菊花的害虫主要有线虫、菊蚜、菊天牛、网目拟地甲等。

1. 线虫

为害叶片和花芽。由于线虫侵染叶片组织，使叶片变黄，后逐渐变为褐色。叶片上的病斑逐渐扩大成为三角形的褐色枯斑，或因受叶脉的限制而成为角状枯死斑。发病严重时全株叶片枯死，但不脱落，悬垂在茎上。花芽被线虫侵染，使其干枯或退化不能形成花蕾，或使花器畸形。防治方法：建立无病留种田，不到病区引种菊花苗；发现病株及时销毁，并深埋防止扩大蔓延；进行扦插育苗时，将插穗用50℃的温水浸泡10min，以杀死线虫，然后进行扦插。

2. 菊蚜

多于4—5月发生，菊蚜常密集在嫩梢、叶片背面或花蕾上吸取汁液，使叶片变黄、皱缩、枯萎，严重影响菊花产量和质量，还能传播病害。防治方法：用10%杀灭菊酯乳油3 000倍液或50%灭蚜松乳油1 000～1 500倍液喷雾杀灭。

3. 菊天牛

又名菊虎、蛀心虫。其成虫和幼虫咬食茎梢以至根部。成虫为小天牛，黑色。多于5月发生，咬食茎顶嫩梢，使嫩梢枯死。成虫产卵于茎中，孵化后的幼虫蛀入茎的髓部，并向下取食直至根部，使茎秆折断。防治方法：在6—7月的清晨露水未干前捕杀成虫；大量发生时，用敌敌畏1 000倍液或50%杀螟松乳油200倍液喷雾防治；结合打顶或摘心，从断茎处以下4cm处摘除枯茎，集中烧毁或深埋；在4—5月进行菊花分株繁殖时，注意检查越冬成虫，进行人工捕杀。

4. 网目拟地甲

其成虫和幼虫为害菊花的幼嫩茎叶；常以成虫群集于近土表的根茎部啃食茎皮层，使植株茎叶变黄，生长势衰弱。防治方法：发现虫害时，用98%晶体敌百虫，加水适量溶解稀释，再拌入炒香的麦麸或油饼中，做成毒饵，在傍晚撒入田间进行诱杀。可兼治蝼蛄、金针虫等多种根部害虫。

第三节 红 花

一、概述

红花为菊科红花属植物。以干燥花入药，主要药用部分为不带子房的管状花。中药名红花。别名刺红花、川红花、草红花等。主产于河南、四川、新疆、河北、山东、安徽、江苏、浙江等省区。红花含红花苷、新红花苷、红花醌苷、红花素、红花黄色素、二十乙烷、β-谷甾醇、棕榈酸、肉豆蔻酸、月桂酸、二棕榈酸、甘油酯、油酸、亚油酸等。花中的挥发油主要成分为多炔类的混合物。红花味辛，性温，归肺、脾、心、肝经，具有活血通经、散瘀止痛的功能，主治闭经、经痛、恶露不行、腹部肿块、跌打损伤等症。需要注意的是，红花与西红花不同科不同属，西红花基原植物番红花为鸢尾科番红花属植物，亦名藏红花，以干燥柱头入药，二者功效不同。

二、栽培技术

（一）选地、整地

1. 选地

人工栽培红花应选择地势高燥、疏松肥沃、排水良好的沙质土壤为好，尤以油沙土、紫色夹沙土最适宜。

2. 整地

在选好地块或在前作收获后，即刻翻地，深耕 25cm 左右，耙细整平，做 120cm 宽的平畦或高畦，理好排水沟，沟宽 30cm，每公顷施厩肥或圈肥 60 000 ~ 75 000kg，捣细撒于畦内，并配合施适当的磷肥或磷钾复合肥。施肥后浅锄一遍，使土肥混匀，搂平待播。

（二）繁殖方法

用种子繁殖。选择生长健壮、枝高适中、花朵大、分枝多、花色橘红、早熟、无病虫害的植株作种株，种子以粒大、饱满、白色的为好。

春播在早春解冻后即可播种。秋播在秋分前后进行，也可在寒露至立冬或霜降前后进行，一般以 10 月中旬为好。若播种过早，因气温较高，植株生长茂盛，易受霜害；播种过迟，气温低，生长不良，影响产量。播种前最好将种子放入 40 ~ 50℃水中浸泡 10min，再放入冷水中凉透，捞出稍晒干进行播种。播种方法可采用条播或穴播。条播：在整好的畦内，按行距 35 ~ 40cm 开 4.5cm 深的沟，将种子均匀的播于沟内，覆土 3cm 左右，压实；穴播：按行株距 35cm 或 40cm 开穴，穴深 5 ~ 8cm，每穴播种子7~8粒。下种后可施清淡人畜粪水或盖拌有人畜粪水的火灰一把，最后盖细土，以不见火灰为宜。秋播一般6~7d出苗。每公顷播种量37.3~45kg。

（三）田间管理

1. 匀苗、间苗

当幼苗长出3片真叶时，进行第一次匀苗，每穴留壮苗4~5株，条播的按株距7~10cm留一株苗；如有缺株，应带土补苗。在大寒前后，再匀苗一次，根据植株生长情况及土壤肥瘦，每穴留苗2~4株，条播的则每隔15~20cm留苗一株，间去病苗、弱苗和过小的苗，保留壮苗。补苗应在晴天傍晚或阴天进行，以利于成活。

2. 中耕除草

幼苗期间应勤除杂草，一般进行3次。第1次、第2次与匀苗同时进行，锄松表土，除去杂草；第3次于封畦前进行，同时适当培土，以防倒伏。

3. 施肥

结合中耕除草进行。第1次、第2次在匀苗、间苗后，每次每公顷施入人畜粪水15 000~22 500kg或尿素150kg；此时要看苗施肥，对生长较差的多施一些，使全田生长一致。第3次在红花植株封畦时或孕蕾期进行，为了促进茎秆健壮，多分枝，促使蕾多、蕾大，宜重施1次追肥，每公顷用人畜粪水30 000~37 500kg和过磷酸钙300~375kg。若基肥足，苗情好，第1次、第2次追肥亦可不施或少施，以防徒长。

4. 摘心

红花抽茎后应摘去顶芽，可促使多分枝，蕾多花大，从而提高产量。摘心一般在第3次中耕施肥后进行。

5. 排灌

红花虽具一定抗旱能力，但在出苗前、越冬期、现蕾期和花期，需保持土壤湿润，特别在开花前和花期尤为重要，故天旱应及时灌水。如在雨水过多时，又须注意及时排水。

三、病虫害防治

（一）主要病害及防治方法

为害红花的病害主要有根腐病、炭疽病、黑斑病、锈病、轮纹病等。

1. 根腐病

是为害红花的主要病害之一。常于 5 月初开始发生，开花前后阴雨天为害严重。染病后，被害植株茎基和主根变成黑褐色，主根维管束变褐，茎基外部产生一层橙红色黏质物，严重时茎基部皮层腐烂，长白色菌丝体，最后地上枝叶逐渐变黄枯死，为害性很大。防治方法：实行轮作；选用无病植株留种；拔除病株，收拾残株病叶集中烧毁或深埋，病穴用石灰消毒；发病初期可用 50% 退菌特可湿性粉剂 500 倍液加 5% 石灰和 0.2% 尿素淋灌。

2. 炭疽病

于 5—6 月发病严重，主要为害茎枝、花蕾基部、叶片和总苞。一般先在分枝枝条与花蕾基部出现纺锤形黑色斑点，逐渐扩大，转变成淡红褐色，后渐呈红褐色或黑色，枝条受害后逐渐枯萎，花蕾下垂而萎黄，不能开花，植株死亡，严重影响药材产量。防治方法：选用抗病能力强的品种；轮作，不重茬；选地势高燥、排水良好的地块，高畦种植，雨季深挖排水沟，排除积水，降低土壤湿度，抑制病原菌的繁殖传播和病害的蔓延；播种前进行种子消毒，可用 30% 菲醌可湿性粉剂 25g 拌种子 5kg 播种；发病前或发病初期可用 1:1:100 波尔多液喷雾，每隔 7~10d 喷 1 次，连续 2~3 次。

3. 黑斑病

常于 4—5 月发生，病斑在叶片上呈褐色，近圆形，后期病斑生有灰色霉状物。发病严重时，病斑并合，使叶片枯死，病原菌随叶落于土表越冬，来年产生分生孢子借风雨传播，扩大为害。防治方法：与禾本科作物轮作；加强田间管理，雨季及时清沟排水；清除病枝残叶，集中烧毁；发病初期可用 1：1：100 倍的波尔多液喷雾，每隔 7～10d 喷 1 次，连喷 3～4 次。

4. 锈病

常于高温多雨季节与炭疽病同时发生。叶片的两面均有感染，但以叶背发生较多。其症状主要表现为叶背上有许多褐色或暗褐色突起，后期表皮破裂散出大量褐色粉末；有时叶面生褐色近圆形病斑。防治方法：拣尽残枝病叶烧毁；发病初期喷波美 0.2°～0.3°石硫合剂，每隔 10d 喷 1 次，连喷 2～3 次。

5. 轮纹病

常与黑斑病同时发生，主要为害叶片，病斑圆形或椭圆形，具同心轮纹，上生小黑点。防治方法：同黑斑病。

（二）主要虫害及防治方法

为害红花的虫害主要有红蜘蛛、蚜虫、钻心虫等。

1. 红蜘蛛

常在现蕾开花盛期，尤其是天旱时大量发生。以成虫、幼虫聚集叶背，吸食叶液为主。被害叶片呈现黄色斑点，继而叶绿素被破坏，叶片变黄脱落。受害轻的推迟生长期，重者死亡。防治方法：可用 0.3 波美度石硫合剂喷杀。

2. 蚜虫

蚜虫吸取植物汁液，使植株萎缩，生长不良，严重影响开花结果。以卵在植物枝梢、芽缝及小枝权上越冬，翌年 3 月开始孵化，6、7 月为害最严重，10 月后产卵越冬。一般在苗高 30cm 左右发生，一直为害到开花，多集中为害嫩梢、嫩茎及枝叶。防治方法：蚜虫为害期可用敌敌畏乳油 800～1 500 倍液喷杀。

3. 钻心虫

又名红花实蝇、花蕾蛆，蕾期幼虫在花蕾中钻食为害，造成烂蕾，导致不能开花而枯萎。防治方法：花蕾期用敌敌畏乳油或晶体敌百虫 800～1 000 倍液喷杀。

第六章　皮　类

第一节　杜　仲

一、概述

　　杜仲为杜仲科杜仲属单属单种植物，第三纪孑遗植物之一。以干燥的树皮及叶入药。药材名杜仲，亦名丝连皮、丝棉树皮、扯丝皮、丝绵皮等。杜仲性温，味甘、微辛，归肝、肾经，具有补肝肾、强筋骨、安胎等功效，用于肝肾不足、肾虚腰痛、筋骨无力、头晕目眩、妊娠漏血、胎动不安、筋骨痿软、高血压等症的治疗。主要化学成分为松脂醇二葡萄糖苷、绿原酸、苯丙素类化合物、木脂素类化合物、黄酮类化合物、环烯醚萜类化合物，此外还有生物碱、挥发油、多糖、氨基酸、蛋白质、有机酸及一些微量元素等。主产于四川、湖北、贵州、湖南、重庆、云南、河南、陕西、甘肃、浙江等省市。近年来发现杜仲籽含 α-亚麻酸丰富，有抑制血栓性疾病，预防心肌梗死和脑梗死、降血脂、降血压等功效。

二、栽培技术

（一）选地、整地

1. 选地

　　育苗地宜选地势向阳，土质疏松肥沃、湿润、排灌方便、微酸性至中性的沙壤地。土壤瘠薄黏重、含砂砾过多及病虫害严重的土地不宜育苗。杜仲虽适应性强，为了速生高产，栽培地应选在地势较平缓、水源条件好的地方，即在山脚或山的中下部。应选深厚、疏松肥沃、排水良好，呈酸性、微酸性反应的沙质土。

2. 整地

应于冬季深耕育苗地，播前每公顷施入腐熟厩肥或土杂肥45 000～60 000kg，整平耙细后，做成高约20cm、宽120cm、沟宽30cm的苗床，以待播种。种植地选好后，应进行全面整地，先清除一切杂草灌木，集中烧灰作基肥，随即全面翻地深达30cm，并将这些表层肥土翻堆在适宜的地方，以便植苗时垫入穴底作肥用。在此基础上，再抽槽深翻，槽向南北向，以利于光照，槽宽150cm，深130cm，槽距200cm，这样既有利于杜仲深扎根，也为以后栽培地扩槽创造条件，抽槽的心土应与表土分开堆放。整地时间宜在9月上中旬进行，最迟不超过10月中旬。

（二）繁殖方法

杜仲的繁殖方法有种子、扦插、埋根、分株、压条、嫁接繁殖等，生产上以种子繁殖为主。无性繁殖主要是用于繁殖优良雌株。

1. 种子繁殖

（1）采种和种子处理：应选生长健壮、树干通直、树皮光滑、叶大皮厚、无病虫害、未剥皮利用的15年生以上、树冠紧凑的树木做采种树。10月下旬至11月上旬，当杜仲树叶大部分脱落，果实的果皮呈褐色、棕褐色或黄褐色时，选无风或微风的晴天，先在树冠下铺上竹席或布，再用竹竿轻敲树枝，使种子落在竹席或布上，然后收集种子薄摊于通风阴凉处晾干，切不可置烈日下暴晒或烘烤。杜仲种子寿命只有1年，隔年陈种不能使用，应选择当年采集、种粒饱满、种皮栗褐色、表面有光泽、胚乳白色的种子进行秋播或翌年春播种，生产上多采用春播。种子的外皮坚韧富含胶质，影响吸水，发芽时间长，发芽率低，故在播种前用水选法精选种子后，随即进行层积催芽处理约 60d，待种子露白时就可播种。种子水选方法是：将种子在冷水中浸泡 8h，沉降水底的种子为上等；浸水 24h，开始下沉的种子为中等；其余浮在水面和悬浮水中的种子为下等。如播前来不及层积催芽，也可采用水浸处理，即在播前将种子置于 20~30℃温水或冷水中浸泡 2~3d，每天换水 1 次，待种子膨大呈萌芽状态时即可播种。

（2）播种育苗：一般在 3 月上旬，当气温已稳定在 10℃以上时，即可开始播种，宜早不宜迟，最迟不超过 3 月中旬。在整好的苗床上，按行距 30cm 开横沟，深 3~5cm，在沟内均匀撒入种子，每公顷用种量 90kg 左右，播后覆细土或火土灰，厚约 2cm，再盖草保温、保湿、防霜冻。层积催芽的种子播后 15d 左右即可出苗，浸种催芽的干藏种子则需 30d 左右。苗高 3~4cm 时，揭除床面盖草，并进行松土除草，幼苗长出 2~4 片真叶时间苗，使株距保持在 10cm 左右，并进行第 1 次追肥，每公顷施入稀薄的人畜粪水 1 500kg，或尿素 45kg，促进幼苗生长；第 2 次追肥在 5 月中旬进行；第 3 次于 7 月上旬进行，均以氮肥为主，每公顷施尿素 90~120kg；在幼苗长有 10 片真叶时第 4次追肥，于夏末秋初，在施氮肥的基础上，适当增施草木灰或过磷酸钙等磷肥、钾肥，促使苗木生长粗壮。追肥一般结合中耕除草进行。幼苗喜湿润，忌旱怕涝，一有旱情，需适时灌溉，灌水宜在傍晚或清晨进行，1 次灌透。遇连雨天气要及时清沟排水。当年冬季或翌年春季，即可出圃定植。每公顷可产苗木30.0 万~37.5 万株。

2. 扦插繁殖

扦插繁殖分枝插与根插。

（1）枝插又分硬枝扦插与嫩枝扦插两种：

①硬枝扦插。一般于春季室外温度达到 10℃以上时进行。插条应选树冠中上部芽体饱满的 1 年生健壮枝条，将其截成

10~15cm 长的枝段，每段需具 3 个节以上，上端离芽 1~1.5cm，下端近节下处平切。为加快生根，可将插条下端放在200mg/L 浓度的 ABT 生根粉溶液中浸泡 1h，然后按一定的株行距插入整好的苗床上，插入后于两侧压实，淋透水并覆土，使芽露出床面，然后搭设 30~35cm 高的塑料薄膜拱棚，以保湿、遮阴。②嫩枝扦插。一般于 5 月上中旬，气温不高于35℃时进行，选用当年生或根部萌蘖嫩枝扦插。于清晨剪枝，插穗基部削平，保留 6~8 片叶，并用湿毛巾包好置于阴凉处备用。可于塑料大棚内扦插，也可搭设小塑料拱棚扦插。为提高生根率，将插段下端放在200mg/L 浓度的 ABT 生根粉溶液中浸泡 30min。方法同硬枝扦插，扦插深度可为插条长度的 1/2~2/3，插后淋透水，遮荫，勤喷水保湿，并注意调节棚内温度。插后约 1 月，便可生根，同时成活率可达90%左右。

（2）根插：根插是利用根段插入土壤或其他基质，由根部下端断面愈伤组织或根段皮部萌芽长成新苗。根插的长度、粗度对苗木成活率及其以后生长、发育状况均有较大的影响，通常选用 1~2 年生，长 8cm、粗 0.5cm 以上的根段。按照上述硬枝扦插方法，将根段插入整理好的苗床上，上端露出地面 0.5~1cm，待萌芽长到 5~7cm 时再分期培土，固苗壮苗。只要管理得当，秋后苗高可达 80~100cm，直径 0.5~0.7cm，当年冬季到翌年春季即可出圃定植。

3. 埋根繁殖

春季起苗时，将一些长根截断，在圃地留存部分残根，然后沿苗行开挖底小口大的"V"字形沟，沟深 15~20cm，沟宽20cm，沟土堆置于行间，使断根端部露出，并用利刀从断根端部斜劈成裂口，以扩大创伤面，促其伤口周围和端部多生萌苗；然后用塑料薄膜覆盖沟面，以保湿、保温。幼苗萌发后立即揭开薄膜，以免灼伤萌苗，并注意沟内排水。随着萌苗生长，相应填培混有尿素的湿润细土（每 100kg 细土需混有尿素 0.5kg）2~3 次。每次填土，先填于丛苗之间，促其散开生长，后填入丛苗四周，促进根系扩展，秋后或翌年春即可分离丛生苗定植。

4. 分株繁殖

为促进杜仲根蘖萌发，可于早春对母株进行松土、施肥及适当断根等处理，待断根上萌生不定芽后再疏密，去弱留强，促进根蘖生长旺盛。选择母株基部生长健壮、高达 30cm 以上的萌蘖，挖开根际土壤，在其与母株连接处横切苗根，连根带基切下萌蘖苗定植。

5. 嫁接繁殖

嫁接繁殖对杜仲良种选育和建立无性系种子园具有重要意义。杜仲嫁接繁殖的方法很多，有枝接、芽接、根接等，生产上多采用枝接法。枝接又分切接、劈接等方法，一般采用切接法。通常于春季树液开始流动至芽萌动期间进行，用 1～2 年生健壮苗做砧木，在距地面 5cm 处截平，选择较平滑的一侧，在离切口边缘约 4mm 处（稍带木质部）垂直向下切一长 5～6cm 的切口，再选取长约 10cm 带有 2 个芽的枝段做接穗，于接穗下端削 –45°的马蹄形短斜面，长约 2cm，再于背侧稍带木质部斜向下削出长约 4cm 的皮部，形成长削面，将削好的长削面向着砧木木质部，使砧、穗形成层至少有一侧密切吻合而插入砧木切口，最后用塑料薄膜带将接口连同砧木截面全部包扎，不留空隙，春季干旱，风大之处，最好用细潮湿土盖没砧穗组合部，或在旁设立支架。

（三）田间管理

1. 间作

在杜仲郁闭前，利用株、行间种植农作物或耐阴的药材，不仅可增加收益，而且通过对农作物、药材的耕作，还能促进杜仲加速生长，提早达到优质高产标准。

2. 中耕除草

杜仲园郁闭后，间作停止，每年应中耕除草 2 次，第 1 次在 4 月中下旬进行，第 2 次在 6 月下旬至 7 月上旬进行，所除之草，晒干后可埋于树木株间或其根际周围，以提高土壤肥力。

3. 扩槽深翻改土

杜仲苗定植后，由于土壤疏松、肥沃、湿润，到生长末期，其根系可伸展到槽边，为促使其在 2～3 年内形成强大根系，应于定植当年秋后将园地扩槽深翻改土，其深度与整地时一致，要求边翻土，边施肥，一般每公顷施厩肥或土杂肥 90 000～150 000kg，全面深翻，以后每隔 3～4 年进行一次。每次深翻改土，应根据全园根系分布情况，只在 30cm 厚的表土层内进行，以免过多损伤根系，不利于植株生长。

4. 追肥

要使杜仲速生高产，需要有足够的肥料，除定植和扩槽深翻改土时施好基肥外，每年还需在生育期间追肥 2～3 次。第 1 次在 4 月上中旬进行，此时正值杜仲花期和新梢抽出期，枝条内养分含量达到最低值。第 2 次在 6 月上中旬进行，此时是枝叶旺盛生长时期。根据树体大小，每次每株施尿素 0.2～1kg，过磷酸钙 0.3～3.0kg。第 3 次在 11 月上中旬进行，每株施腐熟厩肥或土杂肥 50～200kg，以恢复树势，为次年加速生长打基础。施肥方法是在杜仲根际周围挖沟施入。

5. 灌溉与盖草

在有条件的地方，根据杜仲生长、发育特征，如土壤干燥，应及时进行灌溉。若在山地种植，因受条件的限制，为了保墒抗旱，应在栽培苗木覆草的基础上，于每年 5 月中旬至 8 月上旬各盖草 1 次，以扩大其面积和增强厚度。

6. 除萌修剪

杜仲的新梢在生长期末因顶端分生组织生长缓慢，顶芽瘦小或不充实，到冬季干枯死亡，翌年春再由顶端下部的侧芽取而代之，继续生长，每年如此，循环往复，均由侧芽抽枝逐段合成主轴，故其分枝方式称为合轴分枝。如任其生长，往往在顶梢上部有几个实力相近的侧枝同时生长，形成多杈树干，不符合生产要求，所以在定植后要尽早摘除茎干下部侧芽，只留顶端 1~2 个健壮饱满侧芽。同时，对从近地面干上生出的侧枝，应保留 5~6 个旺盛芽，其余的全部剪除，以保证主干正常生长。

7. 截顶、整枝

在集约栽培管理条件下，生长速度加快，定植后 6 年，树高可达 7m 左右。这时就应抑制其高度生长，剪除主干顶梢，并修剪密生枝、纤弱枝、下垂枝，以利于养分集中供应主干和主枝，促进加粗生长，使皮层增厚，提前采收。

三、病虫害防治

(一) 病害

为害杜仲的病害主要有猝倒病、叶枯病、枝枯病等。

1. 猝倒病

为苗期主要病害，病菌在土壤内越冬，翌年春气温上升，病菌开始活动，在土壤黏重、排水不良的圃地上，幼苗出土后 1 个多月内如遇上阴雨连绵，土壤温度、湿度大等情况最容易发病。老苗床病菌多。病部在茎基部，很快干缩倒伏。防治方法：选择疏松、肥沃、湿润、排水良好的微酸性及中性土壤育苗，忌用黏重土壤和前茬为棉花、花生、马铃薯、瓜类等土地作圃地；在催芽处理前，用 1% 高锰酸钾溶液浸泡种子 30min；幼苗出土后，遇有病害，用 1:1:100 波尔多液喷雾，每 7~15d 喷 1 次，连喷 3 次。

2. 叶枯病

为害叶片，病斑在叶片中间呈不规则暗褐色多角形斑块，病斑上长有灰黑色霉状物，秋季病斑上有散生颗粒状物，最后导致病叶变黑脱落，常于 4—5 月发病，7—8 月加重。苗木发病较重，成年株发病较轻。防治方法：对幼苗加强管理，增强长势，提高抗病能力；发病初期用 1：1：100 波尔多液喷雾，每 7～10d 喷 1 次，连喷 2～3 次；清除园地和苗床的病枝残叶，集中烧毁。

3. 枝枯病

为害枝干，引起叶片早落，枝枯死，多发于侧枝上。病菌常在枝条上越冬，翌年借风雨传播，从枝条上的机械损伤、冻伤、虫伤等伤口或皮孔侵入，病害严重时，幼树主枝也可感染病菌而枯死。常于 4—6 月开始发病，7—8 月为发病高峰期。防治方法：加强管理，尽量防止各种伤口的发生，这是防止枝枯病的重要措施；感病枯枝应进行修剪，伤口用 50% 的退菌特 200 倍液喷雾，也可用波尔多液涂抹剪口；发病初期，用 65% 代森锌可湿性粉剂 400～500 倍液喷雾，每 10d 喷 1 次，连喷 2～3 次。

（二）虫害

为害杜仲的害虫主要有地老虎、木蠹蛾、刺蛾类、杜仲夜蛾、蚜虫等。

1. 地老虎

常从地面咬断幼苗或咬食未出土的幼芽，造成缺苗断株。防治方法：及时除草，减少产卵场所；适时早播，尽量与幼虫盛期错开，使幼苗提前硬化；利用幼虫食杂草的习性，在苗圃地中每隔一定距离放置一堆新鲜杂草，于每日或隔日清晨翻草捕杀；用 90% 晶体敌百虫 0.5kg 加水 2.5～5kg 拌鲜草 50kg 配成毒饵，堆放在苗行间，诱杀幼虫；利用成虫趋光性，于田间架设黑光灯诱杀成虫。

2. 木蠹蛾

幼虫常蛀食树木的枝干部分，被害树木生长衰弱，严重时引起枝干折断，甚至全株死亡。防治方法：冬季清除被害植株，纵劈被害枝条，找出幼虫灭除；在成虫羽化初期及产卵前，利用白涂剂涂刷树干，可防产卵，或使卵干燥而不能孵化，根据幼虫蛀食时将虫粪排于枝干的特性，若发现新鲜虫粪即可找到排粪孔，向排粪孔内插入毒签，以毒杀虫道内幼虫，于次日检查，如无新虫粪排出，说明幼虫已死亡，若继续有新虫粪排出，可再插入新毒签。

3. 刺蛾类

又名洋辣子、毛辣虫，有黄刺蛾、青刺蛾、扁刺蛾、褐刺蛾等，于夏、秋季以幼虫咬食叶片。防治方法：人工消灭越冬虫茧；利用成虫趋光性进行灯光诱杀；用90%敌百虫800倍液喷雾，杀灭幼虫。

4. 杜仲夜蛾

主要为害杜仲叶片。为害期长，从杜仲发叶至叶老黄时均可发生。初孵幼虫群集叶背取食叶肉，使叶片表面呈白色网状斑块，继而分散取食叶片，形成孔斑，而后扩大成孔洞和缺刻，为害严重时，吃光整株叶片，仅剩主脉。防治方法：秋、冬季翻挖园地，破坏杜仲夜蛾越冬场所，消灭越冬蛹；利用3龄以上幼虫上树取食、下树潜伏的习性，使用溴氰菊酯毒笔在树干上画两个圆圈，间距3～5cm，触杀幼虫。

5. 蚜虫

多在幼苗期发生。6—8月群集于嫩梢及叶部，吸食其体液，影响苗木正常生长。防治方法：用敌敌畏乳油800～1 500倍液喷杀。

第二节　厚　朴

一、概述

厚朴为木兰科木兰属植物，以干燥干皮、根皮及枝皮入药，中药名厚朴，别名紫油厚朴、油厚朴、油朴、川朴、双河紫油厚朴等。是我国传统的道地中药材，栽培历史悠久，据考证已有 1 500 年以上的历史，且以"皮厚、肉紫色、油润"为特色，被称为"紫油厚朴"，誉冠全球。主产于湖北、四川、重庆、贵州、湖南等地。含厚朴酚和挥发油（主要成分为桉叶醇）等。厚朴味苦、辛，性温，归脾、胃、肺、大肠经，具有燥湿消痰、下气除满的功能，主治湿滞伤中、脘痞吐泻、食积气滞、腹胀便秘、痰饮喘咳等症。其干燥花蕾入药名厚朴花，味苦，性微温，归脾、胃经，具有理气、化湿的功能，主要用于治疗胸脘痞闷胀满、纳谷不香等症。同属植物凹叶厚朴与厚朴等同使用，栽培技术相似。

二、栽培技术

（一）选地、整地

1. 选地

选向阳、避风地带，疏松、肥沃、土层深厚、排水良好、排灌方便、含腐殖质较多的酸性至中性土壤。一般在山地黄壤、黄红壤地上均能生长，屋前房后和道路两旁均可种植。育苗地应选择海拔 250～800m，坡度 10°～15°，坡向朝东的新开荒地或土质肥沃的稻田为宜，菜地或地瓜地不宜种植。

2. 整地

育苗地一般于冬季深翻，春播时结合整地每亩施腐熟厩肥或土杂肥 3 000kg，整地要"三犁三耙"，耙平整细，然后开道作畦，畦宽 1.2m，高 15cm，道宽 30cm，畦面呈瓦背形，待播。种植地于白露后按株行距 3m×4m 开穴，一般穴长为 50cm，宽为 50cm，深 50cm。

（二）繁殖方法

厚朴的繁殖方法有种子繁殖、压条繁殖、分蘖繁殖等，生产上以种子繁殖为主。

1. 选种与种子处理

选择 15～20 年生皮厚油多的优良母树留种。一般选籽粒饱满、无病虫害、成熟的种子。厚朴种子外皮富含蜡质，水分难以渗入，不易发芽，必须进行脱脂处理：9—10月采摘成熟的聚合果，置通风干燥处，待聚合果开裂，露出红色种子时，剥离种子，浸入浅水中，脚踩、手搓至种子红色蜡质全部去掉后摊开晾干。将种子与湿沙按1:3的比例混合贮藏，贮藏期间保持湿润，防止干燥，一般含水量在20%左右，翌年春天播种时，用40℃的10%的石灰水浸种24h，并用木棒搅拌，待播。

2. 播种

厚朴播种育苗可秋播，也可春播。秋播在11月中下旬进行，春播在2月下旬至3月上旬进行。在整好的苗床上条播，条距30cm，深3cm，将处理好的种子均匀地播入沟内，覆土3cm，每亩用种量为15kg左右。

3. 移栽

在低海拔地区育苗，一年即可移栽。如在海拔1 600m以上的高山地区育苗，则需2年才能出圃移栽定植。定植地以选择土层深厚、土壤疏松肥沃、排水良好、呈中性或微酸性反应、含腐殖质丰富的山地夹砂壤土为好。凡是黏重、易板结、土层薄的坡地，均不宜栽培。移栽一般在秋末落叶后进行，成活率较高。在事先准备好的穴内每穴栽种苗木1株，先将苗木放直栽入穴内，使根向不同方向平展，不能弯曲，然后分层次将土放入穴内压紧，至半穴时将苗木轻轻提一下，使根系舒展，浇透水后，苒盖上一层松土即可。

（三）田间管理

1. 苗期管理

（1）中耕除草：见草就拔，保持畦面无杂草。除草后宜立即撒上一层火烧土，以保护幼苗根部，促进生长。同时注意春雨季节的排水管理，以免积水烂根。

（2）追肥：待厚朴苗长到五叶包心，地上部分完全木质化时，每亩用5kg尿素在晚间或雨天直接撒施，如久晴不雨，可将尿素对水稀释后于行间泼施，这样既追了肥，又可起到抗旱的作用，如苗地肥力较好，可视幼苗生长情况适时撒施。

2. 成株期管理

（1）除萌、修剪、间伐：厚朴荫蔽力强，特别是根际部位和树干部由于机械损伤、病虫和兽害等原因，常出现萌芽而形成多干现象，这对主干的生长是极其不利的。因此，必须及时修剪除蘖，以利其正常生长。如种植密度大，或混交种植，还应及时进行间伐和修剪，方能保证厚朴林的正常发育。

（2）截顶、整枝：为加快厚朴生长，增厚皮层，定植10年后，树高达到9m左右时，就可将主干顶梢截除，并修剪密生枝、纤弱枝、垂死枝，使养分集中供应主干和主枝生长。

三、病虫害防治

（一）主要病害及防治方法

1. 立枯病

在苗期发生，幼苗出土不久，靠近地面的植株茎基部缢缩腐烂，呈暗褐色，形成黑色的凹陷斑，幼苗折倒死亡。病原菌以菌丝体或菌核在土壤中或病残组织中越冬。在土壤黏性过重、阴雨天等情况下发生严重。防治方法：选择排水良好的砂质壤土种植；雨后及时清沟排水，降低田间湿度；发病初期，用5%石灰液浇注，每隔7d喷1次，连续浇注3~4次。

2. 叶枯病

叶面病斑黑褐色，圆形，直径2~5mm，后逐渐扩大密布全叶，病斑呈灰白色。在潮湿时，病斑上生有黑色小点，即病原菌的分生孢子器。后期，病叶干枯死亡。病原菌以分生孢子器附着在寄主病残叶上越冬，成为翌年的初次侵染源。分生孢子在生长期借风雨传播，引起再次侵染，扩大为害。防治方法：及时摘除病叶，烧毁或深埋；每隔7~8d喷1次1:1:120波尔多液或50%退菌特800倍液，连续2~3次。

3. 根腐病

幼苗期发生，根部首先变褐色，逐渐扩大呈水渍状；后期病部发黑腐烂，苗木死亡。病原菌以分生孢子在土壤或病残组织中越冬。生长期一旦有适宜条件即可发病。天气时晴时雨、土壤积水、幼苗生长不良等促使发病。防治方法：生长期应及时疏沟排水，降低田间湿度，同时要防止土壤板结，增强植株抵抗力；发病初期，用50%退菌特500～1 000倍液，每隔15d喷1次，连续喷3～4次。

（二）主要虫害及防治方法

1. 褐天牛

初孵化幼虫蛀入树皮在皮下蛀食，约经6周向木质部蛀入。防治方法：夏季检查树干，用钢丝钩杀初孵化幼虫；5—7月成虫盛发期，在清晨检查有洞孔的树干，捕杀成虫。

2. 金龟子

越冬成虫在翌年6—7月夜间出动咬食厚朴叶片，造成缺刻或光秆，闷热无风的晚上更为严重。防治方法：冬季清除杂草，深翻土地，消灭越冬虫口基数；施用腐熟的有机肥，施后覆土，减少产卵量；为害期用90%敌百虫1 000～1 500倍液喷杀。在金龟子为害较严重的园区，可设置40瓦黑光灯诱杀其成虫。

3. 白蚁

为害根部。防治方法：寻找白蚁主道后，放药烟熏；在不损坏树木的情况下，采用挖巢灭蚁的方法。

第三节　牡　丹

一、概述

牡丹为毛茛科芍药属多年生落叶小灌木植物，以干燥的根皮供药用,药材名牡丹皮。别名牡丹根皮、丹皮、丹根、凤丹皮、瑶丹皮、川丹皮等。牡丹皮味苦、辛,性微寒,具有清热凉血、活血散瘀的功能,主要用于热入血分而致斑疹、吐血、衄血、阴虚发热、血滞闭经、痛经或症瘕、痈肿疮毒及肠痈初起等症。牡丹皮中主要含丹皮酚、丹皮酚苷、丹皮酚原苷、芍药苷、羟基芍药苷、苯甲酰芍药苷、苯甲酰羟基芍药苷等成分。目前牡丹皮商品主要来源于栽培,主产于安徽、四川、甘肃、陕西、湖北、山东、河南、河北、湖南、贵州等省。以四川、安徽产量最大。安徽铜陵凤凰山所产质量最佳,称凤丹皮。安徽芜湖南陵所产称瑶丹皮。此外,民间有用丹凤牡丹栽培作牡丹使用。

二、栽培技术

(一) 选地、整地

牡丹喜温暖湿润环境,适宜阳光充足、排水良好、地下水位低、土层深厚肥沃的砂质壤土、金沙土(麻沙土)及腐殖质土。怕涝,忌连作,前作以芝麻、花生、玉米、黄豆为佳。地势以15°～20°向阳缓坡地为宜。栽种前1～2个月,每亩施腐熟的农家肥5 000kg和饼肥100～200kg,撒匀,翻地深30～50cm,做到底子平、不积水,以免烂根。然后,耙细整平作畦。每畦宽1.2～2m,长7～14m,沟宽40cm。

(二) 繁殖方法

牡丹多采用种子繁殖法。

1. 种子采集与贮藏

选4～5年生,无病虫害植株的种子作种。7—8月当蓇葖果表面呈蟹黄色时,摘取4～5年生、籽粒饱满、无病虫害植株的果实,放室内阴凉潮湿地上,使种子在果壳内成熟,经常翻动。经过10～15d,待大部分果壳裂开,剥下种子,置入瓦盆或平口缸内湿砂或细土中层积,放于室内阴凉处,或边采收边播种。

2. 育苗

在立秋后至白露前下种育苗。取出层积的种子，或播前用50℃温水浸种24～30h，按行距15～20cm开深5～8cm浅沟，先在沟内施入适量腐熟的人畜粪，然后均匀播入种子。覆土与畦面平，淋水，再铺盖一层栏草，防止水土流失，保温过冬。第二年开春解冻后，应揭去覆草，以利于幼苗出土。幼苗生长期要经常拔草，松土保墒，3—5月间施稀薄粪水或腐熟的饼肥2～3次，促进幼苗的生长。每亩播种量30～35kg。注意做好雨季排水和夏季的灌溉工作。

3. 移栽

一般于处暑至霜降前进行，但以寒露前后为好。栽前，将大苗、小苗分开，分别移栽，以免混栽植株生长不齐。栽植方法有两种：一种是"对花栽"，即每行对应植株并排移栽，适用于栽小苗；一种是"破花栽"，即每行对应植株交错移栽，适用于根较长的大苗和老苗。按行距50cm、株距40cm挖穴。一般穴深15～20cm、长20～25cm，每穴栽两棵苗。下苗时要注意根在土中不卷曲。栽后覆土盖草，有防冻、防旱、防水土流失等作用。每亩可栽5 000穴左右，约需种苗100kg。

（三）田间管理

1. 中耕除草

牡丹萌芽出土及生长期间，应经常松土除草，尤其是雨后初晴要及时中耕松土，保持表土不板结。中耕时，切忌伤及根部。入冬后对外露的牡丹根部，要加强培土，防止冻伤。

2. 施肥

牡丹喜肥，每年开春化冻、开花以后和入冬前各施肥1次，每亩施入人畜粪尿1 500～2 000kg，或施腐熟的土杂肥、厩肥3 000～4 000kg，也可施腐熟的饼肥150～200kg，肥料可施在植株行间的浅沟中，施后盖上土，及时浇水。

3. 灌就排水

牡丹育苗期和生长期遇干旱，可在早、晚进行沟灌，待水渗足后，应及时排除余水。灌溉时最好能掺施一些稀薄粪水，以增强抗旱力。对刚植一年的苗地也可铺草防止水分蒸发。牡丹怕涝，积水时间过长易烂根，故雨季要做好排涝工作。

4. 亮根

4—5月，选择晴天，将移栽3~4年生的牡丹根际泥土扒开，亮出根蔸，接受光照1~3d，有促进根部生长的作用。

5. 摘蕾与修剪

为了促进牡丹根部的生长，提高产量，对1~2年生和不留种的植株花蕾全部摘除，以减少养分的消耗。采摘花蕾应选在晴天露水干后进行，以防伤口感染病害。秋末对生长细弱单茎的植株，从基部将茎剪去，翌年春即可发出1~4枚粗壮新枝，这样也能使牡丹枝壮根粗，有利于提高产量。

三、病虫害防治

（一）主要病害及防治

1. 叶斑病

多发生在梅雨季节，遇高湿、通风不良、光照不足时蔓延迅速。主要为害叶片，茎部及叶柄也会受害。初起叶片上可见类圆形褐色斑块，边缘不明显，感染严重时叶片扭曲，甚至干枯、变黑。防治方法：早春牡丹发芽前用50%多菌灵600倍液喷洒，杀灭植株及地表病菌；其次要合理安排牡丹栽植密度，控制土壤湿度，适量使用氮肥、多用复合肥和有机肥；发现病株、病叶立即除去；如果病情已经开始蔓延，可喷洒1:1:（120~200）倍波尔多液，10~15d喷1次或50%多菌灵1 000倍液或65%代森锌500~600倍液，7~10d喷1次，连续喷3~4次。

2. 锈病

多因栽植地低洼积水引起，6—8月发病严重，初期叶背生有黄褐色颗粒状夏孢子堆，破裂后孢子粉如铁锈，后期叶面出现灰褐色病斑，严重时全株枯死。防治方法：选择地势高燥、排水良好的土地栽植；发病初期，喷洒97%敌锈钠400倍液防治，7~10d喷1次，连续3~4次。

3. 白绢病

以红薯、黄豆为前茬时，容易染病。开花前后，高温多雨时节发病严重。初期无明显症状，后期白色菌丝从根颈部穿出土表，并迅速密布于根颈四周并形成褐色粟粒状菌核。最后导致植株顶梢凋萎、下垂、枯死。防治方法：与水稻或禾本科植物轮作；栽种时用50%退菌特1 000倍液浸泡种苗；发现病株，应带土挖出烧毁，病穴用石灰消毒处理。

4. 根腐病

多发生于雨季，雨水过多时，地间积水时间过长，植株病情严重，感病后根皮发黑，呈水渍状，继而扩散至全根而死亡。防治方法：选择地势高燥、排水良好的地块，作高畦；清洁田园，清除病株，防止病菌蔓延；发病初期可喷施1∶1∶（120~140）波尔多液，每7~10d喷1次，连续3~4次。

（二）主要虫害及防治

1. 蛴螬

为害牡丹根部，全年为害，以5—9月最严重，将牡丹根皮咬成凹凸不平的缺刻或孔洞，严重者会造成牡丹根部死亡，引起地上部分长势衰弱或枯死。蛴螬以成虫（金龟子）和幼虫形式在土壤中越冬，越冬成虫于5月中下旬开始出现，6月中旬至7月中旬为活动盛期。成虫有趋光性和假死性，昼伏夜出，取食交尾。一般春季土温5℃时，幼虫（蛴螬）在表土层10cm处便开始上升活动，平均气温达20~24℃时为活动高峰期。成虫从6

月上旬至 9 月中旬均可产卵，产卵深度一般为 5 ~ 10cm，卵 9 ~ 30d 便可孵化为幼虫。温度对蛴螬分布影响较大，春秋到表土层活动为害，土壤潮湿时活动性增强，尤其是梅雨季节为害最重，当气温逐渐下降时，做土穴越冬。

防治方法：应视情况而定，如果蛴螬量多，可用 3% 呋喃丹颗粒剂，每亩施 2kg，拌湿润细土 20 ~ 50kg，结合中耕除草沿垄撒施；或用 50% 辛硫磷乳油，或用 90% 敌百虫 1 000 ~ 1 500 倍液浇注根部，浇后覆土；也可用灯光诱杀成虫；如果蛴螬量少，可在清晨将害株扒开捕杀。

2. 小地老虎

春秋两季为害最重，常从地面咬断幼苗或咬食未出土的幼芽造成缺苗。在杂草丛生地块发生较重，每年发生数代，随各地气候不同而异。一般 5 月下旬出现第一代成虫，白天藏于阴暗环境，晚上活动、觅食、交尾。在接近地面的幼苗、茎叶或地表土块上产卵，卵散生，经 7 ~ 15d 孵化出幼虫，幼虫期为 21 ~ 25d，经 5 次脱皮，6 龄老熟。幼虫在 6 月中旬至 7 月中旬为害最烈，6 月末至 7 月上旬老熟幼虫在地下化蛹，7 月下旬至 8 月上旬羽化成第二代成虫，8 月中下旬第二代幼虫发生。幼虫共 6 龄，4 龄后食量大，为害也较大。小地老虎的成虫体长 17 ~ 25mm，灰褐色，前翅黄褐色或黑褐色，有环状纹和肾状纹。防治方法：首先要清除小地老虎赖以生存的杂草；低龄幼虫用 98% 的晶体敌百虫 1 000 倍液或 50% 辛硫磷乳油 1 200 倍液喷雾；高龄幼虫可用切碎的喜食性鲜草 30 份拌入敌百虫粉 1 份，傍晚撒入田间诱杀。

3. 根结线虫病

主要为害牡丹根部，被感染后根上出现大小不等的瘤状物，黄白色，质地坚硬，切开后可发现白色有光泽的线虫虫体，同时引起叶变黄，严重时造成叶片早落。牡丹根结线虫病主要通过病土、受害植株和流水传播，以卵和幼虫形式过冬，第 2 年春季二龄幼虫直接侵入新根。在 5—6 月和 10 月形成根结最多，5～10cm 深处土层发病最多。防治方法：对牡丹根结线虫病可用 10% 克线磷颗粒穴施，每株 5～10g，穴深 5～10cm，1 年 1 次；其次应及时清除田间杂草；发现受害病株后，可将病株根放在 48～49℃ 温水中浸泡 30min；用 80% 敌百虫 800～1 000 倍液喷雾，或用 2.5% 敌百虫粉剂喷洒灭虫。

第七章　菌类和蕨类

第一节　天　麻

一、概述

天麻为兰科天麻属植物。以干燥块茎入药，中药名天麻。别名明天麻、赤箭、定风草等。海拔700m以上的地方有野生资源分布，但数量已十分稀少，商品药材主要靠人工栽培。块茎含天麻苷、天麻素、天麻苷元、派立辛、天麻醚苷、香草醇、β-谷留醇等。天麻苷、天麻苷元及香草醇为活性成分。天麻苷含量一般为0.3%～0.6%，也有达1%以上。主产于湖北、四川、重庆、云南、湖南、贵州、陕西等地。天麻味甘，性平，归肝经，具有平肝、息风、止痉的功能，主治头痛眩晕、肢体麻木、小儿惊风、癫痫抽搐、破伤风等症。近年研究证明，天麻还能扩张动脉血管，改善血液循环，降低血压，对治疗冠心病、缓解心绞痛、平滑肌痉挛，改善神经营养等均有一定作用，尤其对神经性头痛、高血压头痛有显著疗效。将天麻作为高空飞行人员的脑保健品，能显著减轻头晕，并能增强视神经的分辨能力。

二、栽培技术

（一）选地、整地

根据天麻性喜凉爽的特性，在海拔1 500 m以上的高山地区，一般温度低，湿度大，宜选用无荫蔽的向阳山坡；在海拔

1 000m 以下的低山地区，一般温度较高而干燥，尤其在夏秋季常出现连续高温干旱现象，宜选阴坡或半阴坡林间；在海拔1 000~1 500m 的中山地区，其温湿度常介于高山区与低山区之间，根据当地气候情况，宜选半阴半阳的疏林山坡。对土壤要求不十分严格，但以沙砾土、沙质壤土、土层深厚、富含腐殖质、疏松肥沃、排水良好的生荒地为宜。天麻对土壤湿度要求较大，一般常年要保持50%以上的湿度，但过于潮湿的积水地，也不利于其生长。整地要求，砍掉地上过密的杂树、竹林，将石渣、杂草清除干净，便可直接挖窝或开沟栽种。

（二）繁殖方法

1. 蜜环菌的培养

（1）母种的制作（一级菌种）：

①培养基配方。马铃薯 200g，葡萄糖 20g，琼脂 20g 加水1 000ml；马铃薯 200g，蚕蛹粉 50g，琼脂 20g 加水 1 000ml；杂木屑 100g，麦麸 50g，葡萄糖 20g，琼脂 20g 加水 1 000ml。以上可任选一种，经过熬制→分装试管→高压灭菌→制成斜面培养基。②制作方法。从天麻产区采集野生的幼嫩菌索，或在秋季采集新鲜完整、发育良好、颜色纯正而菌盖尚未展开的蜜环菌子实体，或新鲜的、表面附有蜜环菌菌索的天麻块茎作材料，然后在无菌的条件下进行组织分离，置 22~26℃ 下培养 7d 左右，斜面培养基上长满菌丝，即得母种。

（2）原种的制作（二级菌种）：

①培养料配方。麦麸 50%、米糠 20%、木屑 29%、石膏粉1%，加水适量，调节 pH 值 6~7；杂木屑 93%、玉米粉 5%、过磷酸钙 2%；杂木屑 50%、葛根粉 50%。②制作方法。上述培养料任选一种调好，装入广口瓶内，经高压灭菌，冷却后接种母种，置于 25℃ 下培养，当菌丝长满全瓶后，即得原种，可作蜜环菌扩大培养用。

2. 菌材的培养

菌材是天麻的营养来源，天麻依靠蜜环菌分解木质素获得营养供天麻生长、发育的需要。因此，菌材培养的质量好坏是决定天麻产量高低的关键。

（1）菌材树种的选择及处理：适合作菌材的树木应坚实耐腐，其中以阔叶树最多，如水青冈、青冈、麻栎、槲栎、板栗、栓皮栎、法国梧桐、桃树、野樱桃、桦树、沙棘、胡颓子等。选直径6～12cm的树枝、干，锯成70cm左右的木段，然后用柴刀在木段的两面或三面，每隔5～6cm处砍一鱼鳞口，深达木质部，以利于蜜环菌菌丝的侵入及其形成的菌索伸出。砍好后堆在一起备用。

（2）培养时期：人工控制温度，一年四季均可培养。利用皮厚、质坚的树种培养菌材，因接菌较慢，宜于7月上中旬培养菌材；利用皮薄质松的树种作菌材，接菌快，宜于7月下旬至8月上旬培养菌材。总之，要与冬季伴栽天麻相衔接。

（3）培养场地：宜选择树荫下，或排水良好、土质疏松的沙质土或沙质壤土。此外，在高海拔地区宜选阳坡，菌窖要浅，盖土要薄，以提高窖温；在低海拔地区应选阴坡或林中空地，菌窖要深，夏季加盖厚的覆盖物，以降低地温；在一般山地，宜顺坡选半阴半阳的地段。

（4）培养方法：

①活动菌材培养法。即所培养的菌材，将来在栽天麻时能随用随取的方法。一般采用窖培法，在靠近将要栽天麻的地方，选择较湿润处或树荫下，挖一个深30～50cm、宽100cm，长视需要而定的窖。一般一窖培养菌材100～200根为好。然后，将窖底挖松8～10cm，放入适量的培养基（料），或腐殖质土，与底土拌匀，并整平，即可铺放木段和菌棒进行培养。铺放时，先将处理好的木段平铺一层在窖底，再于每根木段的两侧各放菌种或菌棒3～5根。木段与木段之间留2～3cm的缝隙，用培养料或枯枝落叶和腐殖质土填充，做到实而不紧，盖没木段。

然后再铺放第二层，如此依次铺放 4～5 层，堆高 70cm 左右即可。做到边铺边淋马铃薯汁水，淋透料底。亦可用伴栽过天麻的"旧菌材"作菌种培养菌材。铺放时，每隔两根木段，放入一根"旧菌材"。在铺放第二层时，做到上下两层菌材（木段）要错开，如此铺放 4～5 层，堆高 70cm 左右即可，同样淋透马铃薯汁水。全窖铺放完毕后，再淋 1 次量大的马铃薯汁水到底层止。最后覆盖厚 10cm 的细沙土，上盖杂草，保湿和防止雨水冲刷。一般培养 2～3 个月即可作菌材伴栽天麻。②固定菌材培养法。即所培养的菌材在栽天麻时留在原窖不动的方法。培养菌材的窖就是将来栽天麻的窖，因此，要求按栽天麻标准挖窖。一般窖深 20～30cm，宽 45～50cm，长 70cm 左右，以每窖固定培养 15～21 根菌材为宜。若用种材或菌棒作菌种时，在每根木段的两侧各放 3～5 根；若用旧菌材作菌种时，依次放入木段 1根、旧菌材 1 根。要求相间铺放 3 层，一般 5 根旧菌材可搭配16 根木段。缝隙用培养料或腐殖质土填充，淋透马铃薯汁水，其上盖细沙上，保持窖内 70%～80% 的湿度，约经 2 个月，木段就会长出蜜环菌菌索。栽天麻时取出部分菌材，加入新材进行培育。

3. 天麻的繁殖方法

（1）无性繁殖：采用白头麻作种，与蜜环菌菌材伴栽培育商品麻（箭麻）的方法，简单方便，生长期短，但繁殖系数低，品种易退化。

①选择好场地。以土质疏松、排水良好、含腐殖质丰富的沙质壤土和生荒地为好，熟地不宜选用。忌连栽。②适时栽种。一般在冬季 11 月至翌年早春 3 月前、天麻块茎尚处于依眠状态时栽种为最适期。因此时气温低，天麻块茎处于休眠状态，但蜜环菌在 6～8℃时，就可以缓慢生长，恰好在天麻块茎萌动前接上蜜环菌菌索，使块茎萌动以后就可不断地得到蜜环菌提供的营养。5 月以后块茎已开始萌动，不宜再栽种。③选好麻种。应选发育完好、色泽新鲜、芽嘴短、无破损、无病虫害、个重在

5~10g 的米麻和白头麻作种麻。尤其是采用有性繁殖的第 1~2 代白头麻，或野生白头麻作种，产量高，质量好。④栽培方法。多采用菌材加新材的方法来栽培天麻，以获得稳产、高产。在选好的栽培地上挖窖，深 30~50cm，宽 70~80cm，长度视地形而定，一般为 1~3m。窖底挖松 8~10cm，整成斜坡形，上再铺 6cm 的培养料或腐殖质细土。然后，依次按 1 根菌材 1 根新材相间平行摆入窖内，共 10 根。材间相距 3cm 的缝隙，用培养料或腐殖质土填充一半，整平后播入麻种。播前，将白头麻芽嘴尖端削去，待伤口晾干后及时播入。削芽嘴可抑制天麻生长过程中的顶端优势，促进侧芽萌发，从而提高产量。栽入麻种时，在紧靠两根菌材的两侧鱼鳞口的中央放入白头麻或米麻 1 个，盖土至菌材平。然后再交错地铺放第二层菌材、新材，采用同法栽入麻种。一般铺三层即可，栽后盖土厚 6~10cm，上再盖杂草或落叶。若采用固定菌床法栽培天麻，一般在 6—8 月培养菌床，到 11 月栽天麻时蜜环菌菌索已长好，小心挖开上面盖土，取出上层菌材，下层菌材隔 1 取 1，用同样长短大小的新材填入，然后在每根菌材的两侧鱼鳞口和两端，放入麻种，盖土至菌材平。再交错地铺放第二层菌材、新材，采用同法栽入麻种，最后把原土覆盖在窖面上。此法接菌快，接菌率高，菌材培养时间短，消耗少，营养丰富，产量较高。

（2）有性繁殖：

①选好母株。于冬季或早春收天麻时，选择发育完好、芽嘴健全、个重100g以上的箭麻作为培育开花结籽的母麻。宜随选随种。②建园育种。选择管理方便的房前屋后背风向阳处，在土壤疏松、湿润的地方挖一长方形的培养窖，深20cm，铺放 1~2 排菌材，菌材间距 5~7cm，用腐殖质土等填充缝隙并覆盖，浇水湿润，窖上盖土厚 6~8cm，即成育种园。③栽种母株。春季 3—4 月，冬季 11 月将选好的箭麻随即栽入育种园内。栽时，先扒开窖土，露出菌材，在其缝隙中每隔 15cm 栽入箭麻 1 个，芽嘴向上。栽后随即用腐殖质土和半腐树叶覆盖，厚约

10cm，其上盖草防冻。④人工授粉。5月上旬幼苗出土后，要及时搭棚遮荫。当植株抽花茎时，在其一侧插枝固定，防止被风折断。天麻为两性花，花器构造特殊，昆虫钻不进，又不能自行授粉。因此，必须人工授粉，才能获得发育良好的种子。人工授粉时，必须掌握花粉的成熟度，过早或过迟结果率均低。当花粉松散膨胀、将药帽盖顶起、在药帽盖边缘微现花粉，这时授粉结果率高。在开花期每天都要人工授粉，直至开花结果。⑤及时采种。人工授粉成功后子房迅速膨大，花冠萎缩，子房缝线明显。一般于6月下旬至7月上中旬果实陆续成熟。因此，当下部果实初裂时就应将相邻的3~5个果实剪下，置培养皿中或摊晾于白纸上，待果皮自然开裂，抖出种子，立即播种。⑥适时播种。由于天麻种子微细如粉末状，每个果实有种子3万~5万粒。天麻种子无胚乳，胚未分化，自身不能为萌发提供营养来源，主要依靠树叶等供给，这时蜜环菌不起作用。但当种子萌发后，形成小圆球茎时，若能早期接上蜜环菌，当年就可分化出10~20个米麻和白头麻，第2年就能长成商品麻。通常采用树叶菌床播种。在冬季11月或翌年早春3—4月培养菌床。菌床与无性繁殖的固定菌床基本相同。但缝隙的填充物一定要从深山老林下采集枯枝落叶或细蕨根等平铺成厚3cm的播种层。然后，淋以充足的马铃薯汁水，淋透窖底为止，其上再覆盖厚6~10cm的杂草或麻栎落叶。6月中下旬播种时，先揭开菌床上的覆盖物，把菌材和落叶取出，分别摆放。然后，再把落叶厚铺一层在窖底，厚度以压紧后约0.5cm为宜，将种子拌细沙均匀地撒在上面，再覆盖一薄层落叶，摆入下层厚菌材，再在菌材之间播入少量种子，盖土至菌材齐平，再铺上层落叶，均匀地撒入种子，最后在上面覆厚6~10cm的细土，再盖草保湿。每窖播入10~15个天麻果实的种子。因种子发芽率很低，而且种子萌发后形成的原球茎若不能及时接上蜜环菌并建立共生关系，就会因得不到营养而死亡，只有极少数种子能形成幼麻，故播种量要大。播后窖场管理同无性繁殖，约25d种子就能发芽，翌年秋冬便可收获。

（三）田间管理

主要是窖场管理，春季可烧去盖草，套种玉米、黄豆等作物。麻种栽培 3 个月后，要淋大水保湿防旱；越冬前要加厚盖土，覆盖落叶、杂草等防寒；夏季窖顶淋水，加盖落叶、树枝，降低窖温；雨季要及时清沟排水，降低窖内湿度和防涝；春、秋季还应及时锄去窖顶上的杂草，接受光照，增加窖温。最后还要做好防鼠、防白蚁等防害工作。

三、病虫害防治

（一）主要病害及防治方法

1. 霉菌感染

主要为害菌材，菌材一旦被霉菌感染，霉菌的生长速度比蜜环菌快，可抑制蜜环菌的生长，进而使天麻块茎感病而腐烂，大大降低天麻的产量和质量。防治方法：场地一定要选土质疏松，排水、通气良好的沙质壤土，选半阴半阳坡或阳坡的荒地或二荒地；选用优良蜜环菌菌种，培育新鲜优质菌材；窖内湿度要适宜，严防窖内积水；选用新鲜木段，做到边砍树边培养菌材，减少日晒和堆放时间；菌材培养时间不宜过长，一般夏天培养，当年秋冬使用；培育菌材和栽培天麻时，菌材的缝隙都应用填充料填实，防止缝隙间滋生杂菌。

2. 烂窖

是一种生理病害，因窖内高温、高湿，引起块茎表面变黄，内部组织腐烂，呈软腐状，有特殊的臭味，捏之渗出白色浆状浓液。防治方法：选地要适当，地势低洼，或土质黏重，通透性不良多发此病；加强窖场管理，做好防旱、防涝，保持窖内湿度稳定；选择优质菌材，菌种量要充足，有杂菌的菌种不能使用；填充料要干净，用无杂菌的腐殖质土、树叶、锯屑等疏松填充物，并填满空隙，不宜压实也不要漏填，从而使天麻播后营养充足，生长良好。

（二）主要虫害及防治方法

主要是山白蚁，为害菌材和天麻，严重时天麻、菌材被食光。防治方法：栽种前，在窖的附近挖几个较深的诱集坑，坑内放置一些新鲜松木、松材等，用石板盖好。发现白蚁来取食，可用灭蚁灵粉剂喷杀；将敌敌畏、敌百虫等喷洒在白蚁经常活动的地点，铺放食物来诱杀；此外，发现蝼蛄、蛴螬等地下害虫应及时防治。

第二节　冬虫夏草

一、概述

冬虫夏草，别称中华虫草、虫草。是麦角菌科虫草属真菌冬虫夏草菌寄生在蝙蝠蛾（科）昆虫幼虫上的子座及幼虫身体的干燥复合体，是一种传统的名贵滋补中药材。含腺苷等多种成分，有调节免疫系统功能、抗肿瘤、抗疲劳等多种功效。始载于《本草从新》。分布于青海、西藏、四川、云南、甘肃、贵州等高寒地带和雪山草原。味甘，性平、温，归肺、肾经，能补肾壮阳、补肺平喘、止血化痰。

冬虫夏草是一种真菌，是一种特殊的虫和真菌共生的生物体，是冬虫夏草真菌的菌丝体通过各种方式感染蝙蝠蛾（鳞翅目蝙蝠蛾科蝙蝠蛾）的幼虫，以其体内的有机物质作为营养能量来源进行寄生生活，经过不断生长、发育和分化后，最终菌丝体扭结并形成子座伸出寄主外壳，从而形成的一种特殊的虫菌共生的生物体。入药部位为菌核和子座的复合体。

二、栽培技术

（一）菌种

对虫草菌种的要求是：①纯度高，无杂菌、无老化的菌种；

②感染力强，能使昆虫迅速感染得病；③适应性强，特别是对环境温度、湿度、土壤的变化有很强的适应能力。

（二）昆虫

主要是利用蝙蝠蛾幼虫作为寄主，也可利用桑蚕、柞蚕作为寄主。要求幼虫健壮、个大、活动能力强。每平方米需幼虫1 000g，母虫一只，细沙土50L。

（三）栽培环境

菌丝生长适宜温度是5～30℃，最适宜温度为12～18℃，菌核和子座形成温度为10～25℃。只有满足这个温度范围，虫草菌才可以栽培。

（四）技术方法

常见方法是，用米饭、PDA培养基（马铃薯、葡萄糖、琼脂培养基）或其他固体培养基直接培养虫草菌。同时，在栽培前必须培养菌虫，使昆虫在入土之前先感染上这种菌。方法是将已制好的液体菌种用喷雾器喷在幼虫身上，也可将菌液喷在桑叶上，幼虫吃后感染病菌，即可进行栽培。栽培方式有瓶栽、箱栽、床栽、露地栽培等。

三、病虫害防治

病虫害极少。

第三节　猪　苓

一、概述

猪苓又名枫苓、乌桃、亥苓等，为多孔菌科多孔菌属植物。菌核供药用，有利尿渗湿、祛痰解毒之功效。

猪苓生长在海拔1 000m左右的向阳林地，以次生林生长居喜结构疏松、含腐殖质丰富的微酸性山地沙质黄壤或少质黄棕壤猪苓不能自养，也不直接寄生于活的或腐朽的树木上，而是依靠密环菌提供养料。猪苓的生长发育需经历担孢子、菌丝体、菌丝和子实体四个阶段。担孢子在适宜的条件下萌发形成初生和次生菌无数次生菌丝紧密缠绕，结合成菌核；菌核系多年生，能储存养在不适宜的环境中保持休眠，如遇到密环菌和适宜的环境就能萌发产生新的菌丝，无数新菌丝紧密缠结，突破菌核表皮层，形成白色头状的苓头，并不断生长增大，形成猪苓。主产于陕西、云南、甘肃、吉林、安徽等地。

二、栽培技术

1. 生长环境

猪苓的生长环境与密环菌的生长环境相似。人工栽培猪苓与栽培天麻的方法相似，需要先培养密环菌菌材和菌床。

选择栽培猪苓的场地应选择湿润、通透性能良好、土壤含水量为30%～50%、微酸性的沙质壤土。坡向以西南阳坡为好，坡度在20～30°为宜。选好地后，顺坡挖窖，窖的长宽各70cm，窖深50cm。栽培窖与密环菌床窖应相距较近。

2. 下窖接种

一般在春夏季4—6月或秋季8月下旬至10月下旬进行为宜。栽培时扒开密环菌菌床顶土，取出上层5根新材，摆入就近的已挖好的栽培窖内，菌材间距6～10cm，下层5根菌材就地不动作固定菌床。即1窖菌材可培育2窖猪苓。

将掰开的小块猪苓菌核（即苓种）一个个贴放在菌材的鱼鳞口上和菌材的两端，或菌索密集处，使苓种断面与密环菌紧密结合，以利相互建立共生关系。一般1根菌材压放8个左右的苓种。苓种放好后填充腐殖土，然后盖细土10～15cm，窖顶盖枯枝落叶，呈龟背形，以利排水。

3. 田间管理

猪苓接种后保持其野生生长状态，保持土壤湿润，及时除去窖周围杂草，为防止鼠害及其他动物践踏，应派专人看管猪苓场。

第四节　茯　苓

茯苓，别名茯菟、云苓、松苓等。为多孔菌科真菌茯苓 *Poria cocas*（Schw.）Wolf. 的干燥菌核。我国大部分地区温带和亚热带地区的省都有出产，其中以鄂、皖、豫三省交界的大别山茯苓最有名。

一、概述

茯苓是兼性寄生真菌，繁殖器官是子实体，营养器官是菌丝，着生于马尾松、黄山松、云南松、赤松等松属的段木或树蔸上。其生长发育分为菌丝和菌核两个阶段。菌丝生长阶段：成熟茯苓子实体在 25～28℃ 时形成孢子弹出，孢子感染松木，先萌发产生单核菌丝，又发育成双核菌丝，形成菌丝体。菌丝体将分解、吸收木材中的纤维素、半纤维素，转化为自身所需营养物质，并繁殖大量的营养菌丝体，在木材中旺盛生长。菌核生长阶段：大量的菌丝体不断地分解、吸收营养物质，茯苓聚糖日益增多，在生长的中后期开始聚结成团，形成菌核。其颜色变化为白色渐变为浅棕色，再变为棕褐色或黑褐色的茯苓个体。与菌核直接接触的是土壤，由于长时间的摩擦、破损，有内含物溢出，内含物与茯苓表面菌丝黏结，形成茯苓皮。

茯苓适合在温暖、干燥、通风、阳光充足、雨量充沛的环境中生长，菌丝生长最适温度为 25～30℃，适宜的土壤含水量为 25%～30%，茯苓喜偏酸性环境，pH 值 5～6，疏松透气、排水良好、土层深厚的沙质壤土（土壤含沙量为 60%～70%）中生长。选择的种植地坡度为 10°～30°，地势向阳为宜。

茯苓菌丝生长所需营养源自于松木，在进行人工栽培时，应选择 7～10 年生、胸径为 10～45cm、含水量在 50%～60% 的松树段木。

二、栽培技术

(一) 茯苓纯菌种的培养

1. 母种 (一级菌种) 的培养

(1) 培养基的配制：多采用马铃薯—琼脂 (PDA) 培养基。

配方：切碎的马铃薯 200g、蔗糖 50g、琼脂 20g、尿素 3g、水 1 000ml。

制备方法：取去皮切碎的马铃薯 200g，加水 1 000ml，煮沸半小时，用双层纱布过滤，将琼脂加入滤液中，煮沸并搅拌至充分溶化，加入蔗糖和尿素，溶解后，再加水至 1 000ml 即得液体培养基。调 pH 值 6 ~ 7，分装于试管中，包扎，以 1.1kg/cm^2 高压灭菌 30min，稍冷后摆成斜面，凝固后即成斜面培养基。

(2) 纯菌种的分离与接种：选择新鲜、皮薄、红褐色、肉白、质地致密、具有特殊香气的成熟茯苓菌核，用清水冲洗干净，并进行表面消毒；然后移入接种箱内或接种室内，用 0.1% 升汞液或 75% 乙醇溶液冲洗，再用蒸馏水冲洗数次，稍干后，用手掰开，用镊子挑取中央白色菌肉 1 小块 (黄豆大小) 接种于斜面培养基上，塞上棉塞，置于 25 ~ 30℃恒温箱中培养 5 ~ 7d，当白色菌丝布满培养基的斜面时，即得纯菌种。此纯菌种可作为母种，需要继续扩大培养为原种 (二级菌种) 和栽培种 (三级菌种) 才能用于生产。

2. 原种 (二级菌种) 的培养

(1) 培养基的配制：

配方：松木块 (长 × 宽 × 高为 30mm × 15mm × 5mm) 55%、松木屑 20%、麦麸或米糠 20%、蔗糖 4%、石膏粉 1%。

配制方法：将松木屑、米糠 (或麦麸)、石膏粉拌匀，将蔗糖加 1 ~ 1.5 倍水溶解，调 pH 值 5 ~ 6，放入松木块煮沸 30min，松木块充分吸收糖液，捞出松木块。将拌匀的松木屑配料加入糖液中，搅匀，使含水量为 60% ~ 65%，以手紧握指缝中有水渗出，手松开不散为度，然后拌入松木块，分装于 500ml 的广口瓶中，装量占瓶的 4/5 即可，压实，于中央打一小孔至瓶底，孔径约 1cm，洗净瓶口，擦干后塞上棉塞，高压灭菌 1h，冷却后即可接种。

（2）接种与培养：在无菌条件下，从上述母种中挑取黄豆大小的小块，放入原种培养基的中央，置于 25 ~ 30℃ 恒温箱中培养 20 ~ 30d，待菌丝长满全瓶，即得原种。培养好的原种，可供进一步扩大培养使用。如暂时不用，需放于 5 ~ 10℃ 冰温箱中保存，保存时间不得超过 10d。

3. 栽培种（三级菌种）的培养

（1）培养基的配制：

配方：松木屑 10% 、麦麸或米糠 21% 、葡萄糖 2% 或蔗糖 3% 、石膏粉 1% 、尿素 0.4% 、过磷酸钙 1% ，其余为松木块（长 × 宽 × 高为 20mm × 20mm × 10mm）。

配制方法：将葡萄糖（或蔗糖）溶解于水中，调 pH 值 5 ~ 6，倒入锅内，放入松木块，煮沸 30min，使其充分吸收糖液后捞出；将松木屑、米糠或麦麸、石膏粉、尿素、过磷酸钙等混合均匀；将吸足糖液的松木块放入混合后的培养料中，充分拌匀后，加水使配料含水量在 60% ~ 65%；随即装入 500ml 的广口瓶中，装量占瓶的 4/5 即可，擦净瓶口，塞上棉塞，用牛皮纸包扎，高压灭菌 3h，待瓶降温至 60℃ 左右时，即可接种。

（2）接种与培养：在无菌条件下，用镊子将原种瓶中长满菌丝的松木块夹取 1 ~ 2 片和少量松木屑、米糠等混合料，接种于瓶内培养基的中央。然后将接种的培养瓶移至培养室中培养 30d。前 15d，温度调至 25 ~ 28℃，后 15d，温度调至 22 ~ 24℃。待乳白色菌丝长满全瓶，有特殊香气时，即可供生产使用。

（二）段木栽培

1. 选地与挖窖

（1）选地：宜选择土层深厚、疏松、排水良好、pH值5～6的沙质壤土（含沙量为60%～70%），坡度10°～25°向阳坡地为宜，最好是生荒地、无白蚁为害的地区。

（2）挖窖：选好地后，于冬至前后挖窖。先清除杂草灌木、树蔸、石块等杂质，然后顺山坡挖窖，窖长65～80cm，深20～30cm，将挖起的土，堆放一侧，窖底按坡度倾斜，清除窖内杂物。窖场沿坡两侧筑坝拦水，以免水土流失。

2. 伐木备料

（1）伐木季节：宜选择松木的休眠期，木材水分少，养料丰富的1个月前后进行伐木。

（2）段木制备：松树砍伐后，去掉枝条，用利刀沿树干从上至下纵向削去部分树皮，深达木质部，利于菌丝生长蔓延，削一条，留一条不削，即"削皮留筋"。不削部分的宽度一般为3～5cm，使树干呈六方形或八方形。

（3）截料上堆：制备好的段木干燥半个月后截料上堆。直径为10cm左右的松树，截料长度为80cm，直径15cm左右的松树，截料长度为65cm。然后按照长短分别堆叠成"井"字形，放置约40d。待两端无树脂分泌，敲之发出清脆声时，可供栽培用。在堆放过程中，要上下翻晒1～2次，使木材达到干燥一致。

3. 下窖

根据段木粗细决定每窖下段木的数量，直径4～5cm的段木，每窖下段木5根，下3根上2根，呈"品"字形排列；直径8～10cm的段木，每窖下段木3根；直径10cm以上，每窖下段木2根；特别粗大的下一根。排放是将两根段木的留筋部分贴在一起，使中间呈"V"字形，利于传引和提供菌丝生长发育的养料。下窖时间为4—6月。

4. 接种

茯苓的接种方法有"菌引""肉引""木引"等。

"菌引"：先将栽培菌种内长满菌丝的松木块用消毒过的镊子取出，顺段木"V"字形缝中一块一块地平铺在上面，放3～6片，再撒上木屑等培养料。然后，将一根段木削皮处向下，紧压在松木块上，呈"品"字形，或用鲜松毛、松树皮把松木块菌种盖好。段木重量如果超过15kg，可适当增加松木块菌种量。接种后，立即覆土，厚约7cm，最好使窖顶呈龟背形，以利于排水。

"肉引"：选择皮色紫红、肉白、浆汁足、质坚实、近圆形、有裂纹、个重2～3kg的1～2代种苓。在6月前后，把干透心的段木，按照大小搭配下窖，方法同"菌引"。接种方法常采用"贴引""种引""垫引"三种方法贴引，即将种苓切成小块，厚约3cm，将种苓块肉部紧贴于段木两筋之间；"种引"即将种苓用手掰开，每块重约250g，将白色菌肉部分紧贴于段木顶端；"垫引"即将种引放在段木顶端下面，白色菌肉部分向上，紧贴于段木。然后，用沙土填塞，以防脱落。

"木引"：选择上一年下窖已结苓的老段木中的黄白色、筋皮下有菌丝，且有小茯苓又有特殊香气的段木做引种木，将其锯成18～20cm长的小段，再将小段紧贴于刚下窖的段木顺坡向上的一端。接种后立即覆土，厚7～10cm。最后覆盖地膜，以利于菌丝生长和防止雨水渗入窖内。

（三）树蔸栽培

在树蔸周围挖土见根，除去细根，选择粗壮的侧根5～6条，将两条侧根削去6～8cm的根皮，在其上开2～3条供放菌种的浅凹槽，开槽后暴晒，即可接种。另选用径粗10～20cm、长40～50cm的干燥木条，也开成凹槽，使其与侧根上的凹槽形成凹凸槽配合。然后，在两槽之间放置菌种，用木片或树叶将其盖好，覆土压实。培养至翌年4—6月即可采收。宜选择松树砍后60d以内的树菀栽培。选晴天。

（四）茯苓场管理

1. 护场、补引

为防止人畜践踏，菌丝脱落，影响生长，在茯苓接种后，应保护好现场。做到10d后检查，发现茯苓菌丝延伸到段木上，表明已经"上引"。如菌丝发黄、变黑、软腐等现象，说明感染了杂菌，接种失败，则应选择晴天进行补引，即将原菌种取出，重新接种。30d后再检查，如果段木侧面与菌丝缠绕延伸生长，说明正常生长。60d左右菌丝应生长到段木底部或开始结苓。

2. 除草、排水

及时除去杂草，保持苓场无杂草，利于光照。为避免水分过多，土壤板结，影响空气流通，导致菌丝生长发育受限制，雨季或雨后及时疏沟排水、松土。

3. 培土、浇水

8月开始结苓后，应进行培土，厚10cm左右，过厚过薄均不利于菌核生长。大雨过后，需及时检查，发现土壤裂缝，及时填塞。随着茯苓菌核增大，常使窖面泥土龟裂，菌核裸露，应及时培土，并喷水抗旱。

三、病虫害及其防治

（一）病害

霉菌：茯苓在生长期间，培养料（段木或树菀）及已接种的菌种有时会被霉菌污染。侵染的霉菌主要有绿色木霉、根霉、曲霉、毛霉、青霉等。正在生长的茯苓菌核也易被污染，菌核皮色变黑，菌肉疏松软腐，严重时渗出黄棕色黏液，失去药用、食用价值。

防治方法：①选择生长健壮、抗病能力强的菌种；②接种前，翻晒多次栽培场；③段木应清洁干净，出现杂菌污染，应除掉或用70%乙醇溶液杀灭，淘汰已经污染严重者；④晴天接种；⑤保持苓场通风、干燥，经常清沟，排除积水；⑥菌核出现软腐，应提前采收或剔除，苓窖用石灰消毒。

（二）虫害

（1）白蚁：主要是黑翅土白蚁及黄翅大白蚁，蛀蚀段木，茯苓不能正常生长发育，造成减产，甚至有种无收。

防治方法：①苓场应选择南向或西南向；②要求段木和树蔸干燥，最好冬季备料，春季下种；③下窖接种后，苓场周围挖一道深50cm、宽40cm的封闭环形防蚁沟，既防白蚁进苓场又可排水；④在苓场四周挖几个诱蚁坑，埋入松木、松毛，用石板盖好，常检查，诱白蚁入坑，发现白蚁用60%亚砷酸、40%滑石粉配成药粉，沿蚁路，寻找蚁窝，撒粉杀灭；⑤应用蚀蚁菌生物防治。

（2）茯苓虱：多群聚结于菌丝生长处，蛀蚀菌丝体及菌核。

防治方法：①采收茯苓时，用桶收集后，用水溺死；②接种后，用尼龙纱网片掩罩在窖面上，减少茯苓虱侵入。

第八章　中药材的采收、加工与贮运

中药材采收、加工与贮运是中药材生产过程的最终环节，在中药材采收、加工与贮运过程中所采用的方法正确与否将直接影响药材的产量、品质和收获效率，尤其是对药材的品质影响最为明显。

第一节　采收与产地加工

一、采收时期和方法

（一）根及根茎类药材

一般在秋、冬季节植物地上部分行将枯萎时或初春萌芽前采收，此时为休眠期，根或根茎中贮藏的营养物质最为丰富，通常含有效成分也比较高，如怀牛膝、党参、黄连、大黄等。但也有例外情况，有些中药材宜在抽薹开花前采收，如当归、川芎等；也有些中药材宜在生长盛期采收，如麦冬、附子等；孩儿参在夏季采集较好；延胡索立夏后地上部分枯萎，不易寻找，故多在谷雨和立夏之间采挖。采收方法多用掘取法。常选择雨后阴天或晴天当土壤含水量适中时进行，土壤过湿或过干，都不利于挖掘药材。

（二）茎木类药材

一般宜在秋、冬两季采收。但一些大乔木，如苏木、降香等全年均可采收。

（三）皮类药材

树皮宜在春、夏季进行采收，此时植物处于生长旺盛阶段，植物体内养分及液汁较多，形成层细胞分裂快，皮部与木质部易分离，伤口较易愈合，如黄柏、杜仲等。但少数药材如肉桂、川楝皮等，宜在秋、冬两季采收，此时皮中有效成分含量高。根皮宜在植物年生育周期的后期采收，多于秋季进行，如牡丹皮、远志等，采收过早根皮积累的有效成分低，产量亦低。采收可用半环状剥取、条状剥取、砍树剥皮等。也有用 20 世纪 70 年代研究并试验成功的环状剥皮法，如杜仲。

（四）叶类药材

一般宜在植物叶片生长旺盛、叶色浓绿、花蕾未开放前采收，如板蓝根、紫苏叶、艾叶等。因为一旦植物进入开花结果时期，叶肉内贮藏的营养物质就会向花、果实转移，从而降低药材质量。但少数叶类药材宜在秋后经霜后才采收，如桑叶。有的叶类药材一年四季均可采收，如侧柏叶、枇杷叶等。采收方法可用摘取法。

（五）花类药材

花类药材的采收期，因植物种类与药用部位的不同而异，大多数在花蕾期或花朵初放时采收，如金银花、辛夷等；亦有在花朵盛开时采收，如红花、菊花、番红花等；花粉入药的，宜在花盛开时采收，如蒲黄等。采收可用摘取法，对花期较长、花朵陆续开放的植物，必须分批采摘，以保证质量。采摘时应以晴天清晨为好，以保持花朵完整和迅速干燥。

（六）全草类药材

宜在植物生长最旺盛行将开花前，或花蕾而未盛开前采收，如藿香、荆芥、薄荷等。但有些种类以开花后采收为好，如马鞭草等。少数植物如茵陈、白头翁等必须在幼苗期采收。用割取法采收，可一次割取或分批割取。

（七）果实类药材

多数果实类药材在果实完全成熟时采收，如栝楼、栀子、薏苡、花椒、木瓜等。但有些种类要求果实成熟后再经霜打后采收，如山茱萸秋霜后变红、川楝子霜后变黄时采收。有的种类要求果实未成熟而绿果不再增长时采收，如青皮、乌梅等。果实成熟期不一致时，应随熟随采，如山楂、木瓜等。采收方法用摘取法。多汁果实，采摘时应避免挤压，减少翻动，以免碰伤，如枸杞等。

（八）种子类药材

一般在果皮褪绿成熟，干物质积累已停止，达到一定硬度，并呈固有色泽时采收。种子类药材的具体采收期因种类、播种期、气候条件等的差异而不同。通常秋播两年收获的常在5—7月上旬采收，如胡芦巴、王不留行、白芥子等；春播和多年收获的常在8—10月采收，如地肤子、决明子等。对种子成熟期不一致，成熟即脱落的药材如补骨脂等，应随熟随采。采收种子可用割取法或摘取法。

留种用的种子应在种子完全成熟时采收，此时种子胚性结构基本形成或成熟，胚乳或子叶中积累的养分最为丰富，水分含量显著减少，对环境抵抗能力明显增强，种皮呈固有色泽。留种用的种子一经成熟立即采摘，否则极易掉落地上。

二、产地加工与干燥

（一）产地加工的目的和任务

药材采收后，在产地经过拣选、清洗、切剥、干燥等一系列措施，使其形成商品药材的过程称为产地加工或产地初加工。中药材除少数要求鲜用（如生姜、鲜生地、鲜石斛、鲜芦根等）外，绝大多数药材需经过清洗、干燥和炮制等一系列加工过程方才形成商品。而新鲜药材容易引起霉烂变质，有效成分分解散失，严重影响药材质量和疗效。因此，产地加工的目的是为了确保药材的商品特性；防止霉烂腐败，便于干燥和运输；保证药材的疗效及其安全性；有利于药材的进一步加工炮制等处理。

产地加工的主要任务是：清除非药用部位、杂质、泥沙，确保药材的纯净度；按规定加工修整，分级；按用药要求清除毒性或不良性味；干燥、包装成件，确保运输贮藏的便利和可靠性。

（二）产地加工方法

药材加工方法因品种、规格的不同、各地传统经验的差异其方法各异。常用方法有以下几种。

1. 拣选与分级

即药材采收后，清除杂质，除去残留枝叶、粗皮、须根和芦头等非药用部位，如麦冬、人参等。按大小进行分级，以便加工，如人参、三七、川芎等。

2. 清洗

即将新鲜药材用河水、塘水、溪水或自来水洗净泥沙；亦有不水洗的，让其干燥后泥土自行脱落或在干燥过程中通过搓、撞除去的，如丹参、黄连等。

清洗有毒及对人体皮肤有刺激性易导致过敏的药材时，应穿戴防护手套、筒靴，或先用菜籽油或生姜涂遍手脚，以防中毒或伤及皮肤。

3. 刮皮

药材采收后，对干燥后难以去皮的药材，应趁鲜刮去外皮，使药材外表光洁，防止变色，易于干燥；如山药、桔梗、半夏、芍药、丹皮等。有的药材需先蒸或放入沸水中烫后再去皮；有的药材熏或烫后尚需用凉水浸漂后晒干，如明党参（珊瑚菜）等。

根据不同药材的特点，可分别采用手工去皮、工具去皮和机械去皮的方法。

4. 修制

就是运用修剪、切割、整形等方法，去除非药用部位及不合格部分，使药材整齐，便于捆扎、包装。修制工艺应根据药材的规格要求进行，有的需在干燥前完成，如切瓣、截短、抽心、除去芦头、须根、侧根等。有的则在干燥后完成，如除去残根，芽苞，切削不平滑部分等。

5. 切片

对外形粗大、质坚、不易干燥的根、根茎，应在采收后，趁鲜切成片、块、段等。如大黄、葛根等。

6. 蒸、烫

是指将鲜药材在蒸气或沸水中进行时间长短不同的加热处理，目的是杀死细胞及酶，使蛋白质凝固，淀粉糊化，避免药材变色，减少有效成分的损失；促进内部水分渗出，利于干燥；使加工辅料易于向内渗透，达到加工要求；破坏药材中的有毒物质，降低或去除药物的毒性。

蒸是将药材盛于笼屉或甑中利用蒸汽进行的热处理，蒸的时间长短可根据具体药材品种来确定。如菊花蒸的时间短，天麻、红枣需蒸透，附片、熟地蒸的时间长。

烫是将药材置沸水中烫片刻，然后捞出晒干。西南地区将之习称为"潦"，如红梅需烫至颜色变红，红大戟、太子参等只需在沸水中略烫。药材经烫后，不仅容易干燥，并可增加透明度，如天冬、川明参等。

7. 熏硫

部分药材为了保护产品的色泽或起到增白的一种传统加工方法，如山药、泽泻、白芷、银耳等需用硫黄熏蒸；熏硫还可加速干燥，防止霉烂。简易的硫黄熏蒸应在室内、熏硫柜或大缸等密闭的容器内进行。

8. 发汗

药材晾晒至半干后，堆积一处，用草席、麻袋等覆盖使之发汗闷热。经此法可使药材内部水分向外渗透，当堆内空气含水量达到饱和，遇堆外低温，水气就凝结成水珠附于药材表面，习称为发汗。发汗是加工中药材独特的工艺，它能有效地克服药材干燥过程中产生结壳，使药材内外干燥一致，加快干燥速度；使某些药材干燥后更显得油润、光泽，或气味更浓烈。如玄参、大黄等。

9. 其他方法

传统方法除上述几类外，还有如厚朴采收后，在沸水中稍烫，重叠堆放发汗待内层变为紫褐色时，再蒸软刮去栓皮，然后卷成筒或双卷筒状，最后晒干或烘干；浙贝母要将鳞茎表皮擦去，加入蚌壳和石灰，吸出内部水分，才易干燥。

（三）干燥的方法及影响因素

除鲜用的药材外，绝大多数药材都要进行干燥。干燥后的药材，可以长期保存，并且便于包装，运输，满足医疗保健用药需要。目前，中药材的干燥方法有以下几种。

1. 晒干法

亦称日晒法。是利用太阳辐射能、热风、干燥空气等热源，使鲜药材的水分蒸发以达到干燥程度的方法。晾晒时，选择晴天，注意及时翻动，秋后夜间，空气湿度大，应注意药材返潮。

2. 阴干法

亦称摊晾法，即将药材置（挂）于通风的室内或大棚的阴凉处，利用流动的空气，让药材达到自然干燥的方法。该法常用于含挥发油的药材以及易泛油、变质的药材，如党参、天冬、柏子仁、火麻仁等。

3. 炕干法

将药材依先大后小分层置于炕床上，上面覆盖麻袋或草帘等，利用柴火加热干燥的方法。当大量蒸气冒起时，要及时掀开麻袋或草帘，并注意上下翻动药材，直到炕干为止。该法适用于川芎、泽泻、桔梗等药材的干燥。

4. 烘干法

该法使用烘房或干燥机，适合于量大、规模化种植的药材，此法效率高、省劳力、省费用，不受天气限制，还可起到杀虫驱霉的效果，温度可控。依药材性质不同，干燥温度和时间各异。

5. 远红外加热干燥法

干燥原理是将电能转变为远红外辐射能，从而被药材的分子吸收，产生共振，引起分子和原子的振动和转动，导致物体变热，经过热扩散、蒸发和化学变化，最终达到干燥的目的。

6. 微波干燥法

微波干燥实际上是通过感应加热和介质加热，使中药材中的水分不同程度地吸收微波能量，并把它转变为热量从而达到干燥的目的。该法同时可杀灭微生物和霉菌，具有消毒作用，药材能达到卫生标准，防止贮藏中霉变生虫。

第二节　中药材的包装与贮运

加工后的中药材还需经过包装，才能进入运输、贮藏和销售领域。

一、中药材的包装

根据中药材形态特点和所含活性成分的变异特性，采用相适应的包装措施，有利于防止或延缓中药材的质量变异。特别是采用分档、分级包装或采用小包装，可以避免大包装的药材在储存、运输、销售过程中发生虫害、霉烂、走油等现象带来的交叉感染造成更大的损失；有利于中药材的储存和运输；有利于增加药材附加值和品牌效应的发挥。

《中药材生产质量管理规范》（试行）第七章第四十二条规

定："药材包装前，质量检验部门应对每批药材，按中药材国家标准或经审核批准的中药材标准进行检验。"中药材在包装前，必须进行拣选、清洗、切制或修整等工序，经检验质量符合要求时才能进行包装。

选择中药材包装容器应遵循"适用、牢固、经济美观"的原则。

中药材的包装容器应清洁、干燥、无毒、无污染、无破损。现行流通的药材包装形式主要以麻袋、编织袋、纸箱、压缩打包为主，也有部分品种采用桶装。包装中应严格执行 GB 626486、GB 626586、GB 626686 技术标准。

中药材的种类不同，中药材的包装形式和要求也应不同，中药材在选用包装时，应按照药材不同药用部位的分类，根据药材的形态、性质、质地等特性选择相应的包装。同一品种不同产地的包装形式比较随意，包装装量也由产地自行决定，无统一规定。例如，用细密麻袋或布袋包装颗粒细小的车前子、葶苈子等，可防止漏失；用化学纤维编织包装生地、黄精等可防止潮解和泛糖；用筐或篓等包装短条形的桔梗、赤芍等可减少压碎；用机械打包处理轻泡的花、叶、全草类药材，既不易受潮变色，又缩小容积；用各种木箱、木桶包装怕光、怕热、怕碎的贵细药材，能够保证药材的安全；除此之外，用桶装蜂蜜、苏合香油等液体药材，用铁箱、铁桶、陶瓷、瓶、缸等盛装易挥发走味的麝香、樟脑、阿魏等可以防止渗漏、挥发、走油和受潮。有些药材品种，不仅要有外包装，还要有内包装，如怕散失的粉末状蒲黄、海金沙、松花粉在包装时要在麻袋内衬布袋或塑料袋；如易受潮的朴硝、易变质的枸杞子、山茱萸在包装的瓦楞纸箱内衬防潮纸或塑料薄膜等。所以，选择适合的包装容器，并按不同要求进行分类包装，对保证药材质量是非常重要的。

《中药材生产质量管理规范》（试行）第六章第三十六、第三十七条规定："在每件药材包装上，应注明品名、规格、产地、批号、包装日期、生产单位，并附有质量合格的标志。""易破碎的药材应使用坚固的箱盒包装，毒性、麻醉性、贵细药材应使用特殊包装，并应贴上相应的标记。"

二、中药材的运输

中药材采收后，从产地到批发企业，再到药厂或零售企业或消费者手中，需要经过一个中间环节，即运输环节。因此，创造和使用良好的储运条件和交通运输工具，以最大限度地保证药材在储运过程中的质量完好。

（一）运输要求

《医药商品运输管理试行办法》第七条规定："医药商品运输包装，应有明显清楚的运输标记，内容包括品名、规格、内装数量、批号、出厂日期、有效期、每件重量、体积、生产单位、到站（港），收、发货单位名称和指示标志。""危险品必须有国家标准的危险货物包装标志。""贵重品可以不书写品名，用商品经营目录的统一编号代替。"这一规定明确了运输商品要有明确运输标识，中药材也不例外。《中药材生产质量管理规范》（试行）中对药材运输也作了要求。

（二）运输过程中的质量保证

运输过程包括装车—运输—卸货，首先装车时要严格检查，去除次品和废品，清点要运输的药材数量，认真堆垛，捆牢。具体应该注意的问题：在运输时注意单项装运、混装时不得有污染及不得与矿物药混装；防止途中摔坏包装、污染、淋湿和掉包；商品运到交货地点后，应立即卸车交货，并完善交接手续。中转时要认真清点、填好交接清单。

（三）特殊中药材的运输

中药材中有一些品种具有特殊的性质，如鲜用药材易干枯失鲜或腐烂霉变，贵细中药价格昂贵，有的中药材质地特殊等等，这些都给储运工作带来了一定的技术难度。针对上述各类药材特性，在储运中鲜用中药材要注意采取防腐保鲜措施；贵细中药材要严格监管和有押运措施；质脆易碎的中药材要用坚固的箱盒包装，避免包装受重压而变形、变碎。

对易燃中药材及毒性、麻醉药材的运输应进行严格的管理。在运输过程中，应当采取有效措施，防止盗窃、人身伤害、燃烧、爆炸等事故的发生，确保储运安全。

三、中药材的仓储与养护

中药材贮藏，又称仓储，是指中药材商品在离开生产领域而进入消费领域之前在流通过程中形成的停留与积聚。中药材的贮藏和养护是中药材流通中的重要环节之一，是保证中药材质量的必不可少的重要组成部分。中药材在贮藏过程中往往要受到虫害、光照、鼠害、空气、水分等外界因素的影响，造成虫害、霉变、腐烂等现象。因此，采取各种有效措施，减少中药材在储存过程中的损耗和保护中药材的质量和疗效，成为中药材贮藏与养护的重要任务。

《中药材生产质量管理规范》（试行）第三十九条规定："药材仓库应通风、干燥、避光，必要时安装空调及除湿设备，并具有防鼠、虫、禽畜的措施。地面应整洁，无缝隙、易清洁。""药材应存放在货架上，与墙壁保持足够距离，防止虫蛀、霉变、腐烂、泛油等现象发生，并定期检查。"因此，在应用传统贮藏方法的同时，应注意选用现代贮藏保管新技术、新设备。

中药材仓库根据露闭形式不同，分为露天库、半露天库和密闭库。露天库和半露天库一般仅作临时的堆放或装卸，或作短时间的贮藏，而密闭库则具有严密、不受气候的影响、存储品种不受限制等优点。

仓库在建筑时，为了达到坚固、适用、经济的目的，应在长度、宽度、地面、墙壁、房顶、门窗、库房柱、照明与通风等方面达到规定的技术要求。

（一）中药材常用养护方法

中药材传统贮藏中养护法主要有以下几种。

（1）干燥法：中药材在储存期的生虫、生霉、腐烂等现象多数与水分有关，除去中药材中过多的水分，可以延长中药材的保存时间。常用除去水分的传统方法有晒、晾、烘、烤等。

（2）密封法：在密封的条件下，药材中害虫的呼吸受到抑制，害虫长期处于低氧的环境中，不利于生长和繁殖，久而久之因窒息而死亡。常见的密封容器有缸、坛、罐、瓶、桶、箱等，较大的有塑料袋和库房密封。

（3）对抗驱虫法：对抗驱虫法是指中药材传统养护方法之一，利用一些有特殊气味能起驱虫作用的药材或物品与易生虫药材共存，达到防止药材生虫的目的。常用的药材或物品有山苍子、花椒、大蒜头、白酒等。

（4）吸潮法：通过一些干燥剂带走空气中的水分，使药材不受潮解生虫，此法通常与密封法混合使用。常用的干燥剂有生石灰、无水氯化钙、硅胶等。

（5）低温和高温法：害虫的生长繁殖需要适宜的温度和湿度，一般温度在 16～35℃，相对湿度在 60% 以上是害虫生长的最适宜环境，如果人为降低或升高湿度，害虫生长发育都会受到抑制，甚至死亡，达到防治害虫的目的。常用的低温设备有冰箱、冰柜、空调等；常用的升温设备有恒温箱、炕等。

（6）化学药剂法：利用有关化学药剂散发的气体杀死害虫、霉菌的方法。常用的化学试剂有硫黄、氯化苦、磷化铝等。此法化学气体散发被药材吸收后会带来一定的毒副作用。贮藏中尽可能不用或少用这类方法。

（二）新技术在中药材仓贮养护中的运用

（1）气调养护法：是在密闭条件下，人为调整空气的组成，造成低氧的环境，抑制害虫和微生物的生长繁殖及中药材自身的氧化反应，以保持中药材品质的一种方法。气调养护法具有杀虫、防霉的作用。气调养护的具体形式可采用塑料薄膜罩帐和气调密闭库。气调养护法具有下列优点：第一，能保持药材原有的色泽和气味；第二，对不同质地和成分的中药材均可使用，库房存储量可调节；第三，操作安全，无公害；第四，比用化学熏蒸剂节省费用。

（2）气幕防潮养护法：是于仓库门上装气幕，配合自动门以阻止仓库内外空气对流，减少湿热空气在库内较冷的墙、柱、地面等处形成结露，进而达到防潮的一种方法。

（3）远红外加热干燥养护法：远红外加热干燥原理是电能转变为远红外线辐射中药材，中药材内组织经吸收后产生共振，引起分子、原子的振动和转动，导致物体变热，经过热扩散、蒸发或化学变化，最终达到干燥灭虫目的，并具有较强的杀菌、灭卵的能力。

（4）微波干燥养护法：微波干燥杀虫是一种感应加热灭虫和介质加热灭虫，中药材的水和脂肪等能不同程度地吸收微波能量，并把它转变为热量。仓虫经微波加热处理，体内水分子发生振动摩擦产热，使虫体内蛋白质遇热凝固，水分气化排出体外，导致仓虫迅速死亡。具有杀虫时间短、杀虫效力高、无残毒、无药害的特征。

（5）辐射防霉除虫养护法：常用的辐射能为 X 射线、γ 射线和快中子等。是利用原子辐射作用杀灭仓虫，或致使仓虫不能完全发育及产生不育成虫。

主要参考文献

孔萍. 2015. 中药材种植技术 ［M］. 昆明：云南科技出版社.

朱意麟，李斌，周蓓. 2016. 新编中药材彩色图谱 ［M］. 北京：化学工业出版社.

400502 028070 4005(